Verstehen, statt verzweifeln!
Hochsensible Kinder liebevoll begleiten,
stärken und einen stressfreien Alltag gestalten

Irina Böhmen

Verstehen, statt verzweifeln!

Hochsensible Kinder liebevoll begleiten, stärken und einen stressfreien Alltag gestalten

Inhaltsverzeichnis

Vorwort

Eltern hochsensibler Kinder können ein Lied davon singen: Ihre Kinder fühlen mehr und nehmen mehr wahr als andere Kinder. Eltern sind dann oft ratlos und wissen sich nicht zu helfen. Wie gehe ich mit meinem Sensibelchen um, wie kann ich ihm beistehen und mein Kind durch die manchmal herausfordernden Wogen des Lebens liebevoll begleiten?

Sind Sie Elternteil eines hochsensiblen Kindes und wissen nicht so recht, wie Sie mit der Situation umgehen sollen, wie Sie Ihrem Kind helfen können und wie Sie gemeinsam als Familie glückliches Leben führen können. Oder stehen Sie grade an dem Punkt, dass Sie eine leise Vorahnung haben, dass Ihr Kind hochsensibel sein könnte?

Dieses Buch ist für alle Eltern, die vermuten oder bereits wissen, dass sie ein hochsensibles Kind haben. Lesen Sie, woran Sie erkennen, dass Ihr Kind hochsensibel ist, lernen Sie den Begriff kennen und verstehen Sie, was eigentlich dahintersteckt. Holen Sie sich Tipps und Anregungen, wie Sie Ihren Alltag meistern können, was Ihnen und Ihrem Kind helfen kann und wie Sie Stück für Stück zu einem harmonischen Familienleben wiederfinden können. Wir zeigen Ihnen bzw. ich zeige Ihnen, wie Sie den Weg in ein glückliches Familienleben finden können, in dem jedes Familienmitglied sich wohlfühlt und das Zusammenleben keine außergewöhnliche Herausforderung mehr ist.

Doch vorab sei Ihnen erst einmal etwas gesagt: Sie und Ihr Kind sind wunderbar! Sie führen vielleicht im Moment ein etwas anderes Leben als andere Familien, aber das ist vollkommen in Ordnung. Hochsensibilität ist keine Störung! Es ist eine Persönlichkeit. Machen Sie sich keine

Vorwürfe! Lernen Sie eine besondere Persönlichkeit kennen und den Umgang mit dieser. Erkennen Sie das Sensibilität nicht nur Rücksicht und Verständnis, ängstliches oder aufbrausendes Verhalten und Verzicht bedeutet, sondern auch wunderbare Stärken, wie Einfühlsamkeit, Kreativität, den Sinn für Ordnung und harmonische zwischenmenschliche Interaktion sowie Wissbegierde mit sich bringt.

Einleitung

Was bedeutet es hochsensibel zu sein?

Anders zu sein beziehungsweise sich anders zu fühlen, anders wahrgenommen zu werden oder als Elternteil das Gefühl zu haben, dass bei dem eigenen Kind irgendetwas nicht stimmt, ist eine echte Herausforderung für jeden. Den einfachen Alltag zu meistern ist nicht immer leicht. Aber was bedeutet es eigentlich hochsensibel zu sein?

Lassen Sie sich einmal auf dieses Gedankenspiel ein:

„Bitte schau mich nicht an! Und sprich mich auf gar keinen Fall an! Das mag ich gar nicht. Das macht mir Angst. Lasst mich in Ruhe. Ich möchte erst mal alles beobachten oder mir sicher werden. Aus der Ferne nur zuschauen können, reicht mir in vielen Situationen einfach aus. In manchen Momenten möchte ich besser am liebsten gar nicht da sein. Erst einmal in Ruhe über alles nachdenken können, ist mein Wunsch."

So in etwa spielt sich die Gedankenwelt eines hochsensiblen Kindes ab. Können Sie sich vorstellen, wie sich der kleine Mensch nun fühlt? Scheu, ängstlich und zurückhaltend wirkt er auf seine Umwelt. Ihr Kind, – der stille Beobachter. Es braucht Zeit, um Vertrauen und Mut zu fassen. Lieber analysiert es erst einmal die Lage. Geht den forschen und lauten Kindern aus dem Weg. Zieht sich alleine zurück. Die Gedankenwelt läuft auf Hochtouren. Ihr Kind zerbricht sich förmlich den Kopf. Unbekannte und stressige Situationen sind für hochsensible Kinder ein Graus.

Dabei ist Hochsensibilität gar keine Seltenheit. Oft dauert es eine Weile, bis man herausgefunden, dass ein Kind hochsensibel ist. Die amerikanische Psychologin Elaine Aron erklärt, dass 15 bis 20 Prozent aller Kinder und Erwachsenen hochsensibel sind.

Stellt sich nun die Frage, wie es dazu kommt. Für Sie als Eltern ist es bestimmt beruhigend zu erfahren, dass Hochsensibilität keine Krankheit und auch keine Störung ist. Hochsensibel ist ein Persönlichkeitsmerkmal, das in den meisten Fällen vererbt wird. Ob Sie oder Ihr Kind also hochsensibel sind, liegt in Ihren Genen. Weder Sie als Eltern noch Ihr Kind haben irgendeinen Fehler gemacht oder sich eine falsche Verhaltensform angeeignet. Hochsensible Menschen beobachten haargenau ihr Umfeld und das aus „sicherer" Entfernung. Gewusel um sie herum macht sie genauso nervös wie ein vollgepackter Terminplan oder ein hektischer Alltag.

Grund für dieses Verhalten und das Bedürfnis nach Ruhe ist das empfindliche Nervensystem, das hochsensible Menschen in sich tragen. Reize und Eindrücke, aber auch Gefühle und Berührungen werden von den Nerven viel intensiver wahrgenommen als von Menschen ohne Hochsensibilität. Stellen Sie sich die Nervenbahn dieser Menschen als Hauptverkehrsstraße in einer millionenstarken Großstadt vor. Schallschutzwände und Leitplanken gibt es hier nicht. Alles prasselt ungehindert auf sie ein. Oder anders: Ein Glas zerbricht am Boden in Millionen Einzelteile. Eigentlich würden viele an Ihnen vorbeifliegen und ohne Sie zu verletzen am Boden landen. Diesmal ist es aber ganz anders. Alle Glassplitter, auch die noch so kleinen Minikristalle, sammeln sich trichterförmig und treffen Sie mit voller Wucht. Stellen Sie sich nun einmal vor, dass diese vielen kleinen Glassplitter die Reize sind, die trichterförmig und mit voller Wucht auf das Nervensystem von hochsensiblen Menschen treffen. Jeder Impuls trifft sie ungehindert, ungefiltert und ungebremst.

Zu allem Überfluss müssen sie über jeden kleinen Reiz nachdenken, den Reiz intensiv spüren und erleben. Verständlich, dass sie nun versuchen, ihre Reize so wenig wie möglich zu strapazieren und sich zurückziehen, oder?

Doch nicht jeder Mensch ist gleich hochsensibel. Sicherlich gibt es auch einfach nur Kinder, die sensibel sind und aus anderen Gründen in bestimmten Situationen anders reagieren, beispielsweise weil sie schlechte Erfahrungen gemacht haben. Hier ein Beispiel: Die kleine Ida spielt fröhlich, völlig unbedacht und mit vollem Elan mit einem Luftballon. Gerade als sie den roten Ballon aus der Luft fangen möchte, zerplatzt dieser wie aus heiterem Himmel mit einem riesigen Knall. Die Kleine erschreckt sich fürchterlich. Fängt an zu schreien und laut zu weinen. Mama und Papa können sie nicht beruhigen. Ida hat panische Angst. Sie mag nicht mehr Ballon spielen. Jetzt nicht und auch in nächster Zeit nicht. Nie wieder. Verängstigt und verschüchtert zieht sie sich vollkommen zurück. Sie sitzt am ganzen Leib zitternd in der letzten Ecke und scheint vollkommen teilnahmslos, nicht mehr ansprechbar und ganz apathisch zu sein. Ida kann nichts mehr aufmuntern. Ihre Nerven flattern. Ihr Herz pocht ganz laut und dass jetzt jedes Mal, wenn Sie auch nur einen Luftballon aus der Ferne sieht. Dann muss sie nicht nur an den lauten Knall denken. Sie merkt, wie Panik in ihr aufsteigt, wie ihre Nerven mit ihr durchgehen. Sie kann keinen klaren Gedanken mehr fassen. Während andere Kinder fröhlich nach dem Ballon greifen und munter damit spielen, steht Ida nun weit, weit weg. In tausendfach sicherer Entfernung, dass ja kein Knall sie treffen kann. Für Außenstehende ist dieses Verhalten bestimmt komisch. Aber wenn Sie die Geschichte kennen, verständlich. Oder?

Im Gegensatz zur klassischen Konditionierung sind Idas Reaktionen viel heftiger. Es ist nicht nur bloßer Reflex und einfaches Erinnerungsverhalten.

Ida erlebt eine sie wie eine Lawine überrollende Reizüberflutung, die panisches und Lebensangst-ähnliches Verhalten auslöst.

Lassen Sie uns nun gemeinsam klären, woran man Hochsensibilität erkennt, welche Anzeichen es gibt und woran Sie erkennen können, ob Ihr Kind hochsensibel ist.

Woran Sie Hochsensibilität erkennen können

Hochsensibilität bei Kindern zeigt sich oft durch verschiedene Anzeichen. Ganz wichtig ist, dass Sie bedenken, dass die folgenden Hinweise auf Hochsensibilität im Zusammenhang gesehen werden müssen. Bitte nehmen Sie nicht einen einzelnen Begriff als Indiz für Hochsensibilität. Mindestens in zwei Drittel der Aussagen sollten Sie Ihr Kind und das Verhalten beziehungsweise die Reaktion wiedererkennen.

Meistens bemerken Eltern etwa ab dem dritten Lebensjahr, dass ihr Kind irgendwie andere Verhaltensweisen an den Tag legt als andere Kinder in dem Alter. Ab dann zeigen sich bei hochsensiblen Kindern verschiedene Verhaltensmuster, die eher untypisch sind und in der Summe zu denken geben.

Wenn Sie Ihr Kind und sein Verhalten beobachten, merken Sie, dass dieses sich gerne zurückzieht, lieber andere Kinder beim Spielen beobachtet, um „Rabaukenkinder" einen großen Bogen macht und immer etwas länger braucht, um sich an neue Situationen zu gewöhnen. So braucht Ihr Kind beispielsweise deutlich länger für die Eingewöhnung im Kindergarten als das Nachbarskind. Wenn Sie an die Kindergartenzeit denken, erinnern Sie sich an viele Probleme und andere Verhaltensmuster, die Ihnen die Erzieher mitgeteilt haben. Oder wenn Sie an die Einschulung denken, bekommen Sie Bauchschmerzen, weil Ihr Kind bereits Wochen vor dem Termin im Gefühlschaos lebt. Erste Klassenfahrt, Schulwechsel, erste Übernachtungsparty… bei allem, an dem sich Eltern eigentlich gerne zurückerinnern, begleiten Ihre Gedanken Wermutstropfen und sorgenvolle Erinnerungen.

Kissenschlacht, aus Freude raufen, laut wiehernd wie ein Pferd durchs Haus galoppieren. Das gibt es bei Ihnen zu Hause nicht. Ihr Kind spielt lieber ruhig im Zimmer mit Lego, kann sich stundenlang mit dem Malen von Bildern beschäftigen oder liebt beispielsweise ruhige Spiele wie Puzzeln oder Geschicklichkeitsquiz? Sobald es laut und wild wird, reagiert Ihr Kind ganz empfindlich und sucht instinktiv nach einem ruhigeren Ort.

Ja, eigentlich lieben Kinder Aufregung, Aktion und Überraschungen. Ihres aber nicht. Es erschrickt leicht, findet außergewöhnliche Sachen so richtig doof und gefühlt ist der Zoobesuch als Geschenk zum Geburtstag schon zu viel. Wenn es dann doch mal ein aufregender Tag war, findet Ihr Kind nur schwer in den Schlaf. Auch wenn Termine anstehen oder es Streit gab, ist das Thema Schlafen ein wunder Punkt. Ihr Kind kann dann einfach nicht abschalten und muss das Neue immer und immer wieder durchdenken und nacherleben.

Uupps, schon ist es passiert. Ihr Kind hat sich an der Tischkante leicht gestoßen, ist von der Schaukel geplumpst oder aber Sie haben versehentlich beim Umdrehen einen leichten Schubs an die Schulter gegeben. Ist das für Ihr Kind kein leichtes Unterfangen? Hochsensible Kinder sind besonders schmerzempfindlich. Hier werden die Reize gleich mehrfach beansprucht. Erinnern Sie sich noch an das Beispiel mit den Glassplittern? Wenn Ihr Kind hochsensibel sein sollte, sind es jetzt gleich mehrere Gläser, die zu Bruch gehen. Zudem empfindet Ihr Kind Berührungen auf der Haut oft unangenehm. Die Haut ist empfindlich. Kratzende Pullover, Etiketten am Unterhemd oder gar Nähte an den Socken sind eine große Sache für Ihr Kind. Nasse oder schmutzige Kleidung würde es nie, aber auch wirklich niemals freiwillig anziehen. Springen durch Pfützen oder tanzen im Regen? Das wäre das Armageddon. Auch auf Gerüche reagiert Ihr Kind heftig.

Dieses intensive Gefühlsleben hat aber nicht nur scheinbar schlechte Seiten. Egal in welcher Altersklasse: Ihr Kind ist sehr wissbegierig und lernt hervorragend in ruhiger Umgebung. Manchmal denken Sie, dass Sie sich mit einem Erwachsenen und nicht mit Ihrem Kind unterhalten, wenn Sie so baff vom Wortschatz Ihres jungen Sprösslings sind. Auch der kluge Humor überrascht Sie immer wieder. Ihr Kind ist Ihnen gegenüber sehr aufmerksam und fürsorglich. Wenn etwas nicht stimmt, merkt es das sofort. Einfühlsam bemerkt es sofort, wenn Sie unglücklich sind und scheint so manches Mal Ihre Gedanken lesen zu können, obwohl Sie Ihre momentanen Gefühle und Gedanken am liebsten fernhalten möchten.
Ihr Kind stellt Ihnen viele Fragen. Auch sehr tiefgründige, die untypisch für das Alter sind. Das stimmt Sie selbst so manches Mal nachdenklich. Zudem bewundern Sie die Aufmerksamkeit für Details. Die Blume auf der Fensterbank hat einen neuen Topf bekommen, Sie haben ein neues Zopfband oder Ihre Schnürsenkel ausgetauscht? Ihr Kind bemerkt jede noch so kleinste Veränderung in seiner vertrauten Umgebung sofort. Sei es in der Einrichtung und Dekoration als auch bei Wandlungen am Menschen. Dieser Sinn führt so des gelegentlich auch in Richtung Perfektionismus. Sei es an sich selbst als auch in der Vorstellung, wie Sachen und Dinge perfekt zu sein haben. Entspricht das ist nicht der Vorstellung, kommt es zu starken inneren Konflikten, die sich auch äußerlich im Verhalten zeigen.
Finden Sie Ihr Kind in der Mehrzahl der angesprochenen Punkte wieder oder sind es nur wenige zutreffende Verhaltensmuster, die Ihr Kind zeigt?

Lassen Sie uns aber nun erst einmal schauen, welche anderen Ursachen das Verhalten Ihres Kindes noch begründen könnten, aber auch, von welchen ersten Diagnosen Sie sich nicht sofort abschrecken lassen sollten. Oftmals werden ADHS, Hochbegabung und Hochsensibilität in einen Topf geworfen beziehungsweise verwechselt oder nicht richtig gedeutet. Das liegt daran, dass teilweise die gleichen Verhaltensmuster damit einhergehen.

Nehmen wir nun erst mal eine klare und eindeutige Abgrenzung zwischen ADHS, Hochbegabung und Hochsensibilität vor.

Abgrenzung einer Hochsensibilität zu ADHS und Hochbegabung

Vielleicht wurden Ihnen bei einem Gespräch im Kindergarten oder beim Elternsprechtag schon einmal folgende Aussagen um die Ohren gehauen: „Ihr Kind ist defizitär, auffällig im Verhalten oder gar therapiebedürftig." Natürlich tun Sie als Eltern täglich stets ihr Bestes. Sie sind fürsorglich, erziehen Ihr Kind mit Liebe und nach gesellschaftlichen Werten, Normen und Regeln. Sie wissen, dass es an der einen oder anderen Stelle hakt. Aber dann gleich „defizitär" oder gar „therapiebedürftig" an den Kopf geschmissen zu bekommen, vielleicht sogar noch von einer Erzieherin oder der Lehrerin, das ist schon eine Hausnummer. Da sind Sie als Eltern erst mal platt. Sorgen, Vorwürfe und unwohle Gedanken folgen. Lassen Sie sich nicht verunsichern. Informieren Sie sich erst mal ganz in Ruhe, was ADHS und Hochbegabung eigentlich genau heißen. Vor einiger Zeit haben Sie Hochsensibilität auch noch ganz anders wahrgenommen, oder? Verurteilen Sie nicht im Vorfeld die Begriffe und sein Sie sich auch bewusst, dass auch Kinder und Erwachsene mit ADHS oder Hochbegabung ein ganz besonderes Wesen haben und genauso liebenswert sind wie Menschen ohne ADHS und Hochbegabung. Folgen Sie als Eltern stets Ihrem Bauchgefühl, Ihrer elterlichen Intuition! Sprechen Sie mit anderen Eltern und holen Sie sich alle Informationen, die Sie benötigen.

Wenn Sie einen Psychologen aufsuchen und dieser bei Ihrem Kind ADHS diagnostiziert, wird Ihr Kind höchstwahrscheinlich eine therapeutische und/oder medikamentöse Behandlung bekommen. Für Ihr Kind bedeutet dies, dass sein Verhalten stets in den Mittelpunkt gerückt wird und das Thema „anders sein" stets im Fokus liegt. Eine große Belastung für den kleinen Menschen, der schnell das Gefühl bekommen kann, nicht zu genügen und dem Verlangen der Erwachsenen nie gerecht zu werden. Bedenken Sie, Ihr Kind hat auch altersgerechte Wünsche, durchlebt trotzdem entsprechende Entwicklungsschritte und nimmt kindlich wahr. Eine große psychische Belastung für Ihr Kind. Bei einer medikamentösen Behandlung kommt noch die körperliche Belastung hinzu.

Wie grenzen sich nun ADHS/ADS und Hochsensibilität voneinander ab? Hochsensible Kinder nehmen einfach nur anders wahr, handeln aufgrund ihrer Wahrnehmung anders, lernen dadurch auch anders und stehen natürlich so auch anders im zwischenmenschlichen Kontakt. Im Gegensatz zu ADHS Patienten greifen hier die Behandlungsmethoden nicht und es zeigt sich keine Verhaltensänderung. Im Gegensatz zu Hochsensibilität ist ADHS eine psychische Krankheit. Diese Kinder leiden unter Konzentrationsschwäche, Aufmerksamkeitsdefizit und Verlust der Gefühlskontrolle. Sie sind innerlich unruhig und ständig in Bewegung.

Hochsensibilität ist keine Störung. Es ist ein verwebtes Verhaltensmerkmal. ADHS/ADS hingegen kann durch verschiedene Ursachen ausgelöst werden. So können Hirnschädigung oder Fehlfunktionen im Gehirn Auslöser für ADHS sein, aber auch gleichermaßen Defizite in der

Aufmerksamkeit und in der Verhaltenswahrnehmung. Manche Psychologen führen ADHS auch auf Erziehungsfehler zurück, wie beispielsweise bei rituallosen, regellosen oder belohnungslosen Erziehungsformen.

Lassen Sie uns beim Thema Wahrnehmung einen kleinen Exkurs unternehmen: In der gesamten Geschichte des Menschen gab es noch nie so viele Reize und Einflüsse, die auf einen einzelnen Menschen eingeströmt sind. Nein, besser gesagt: Einflüsse, die einen einzelnen Menschen bombardieren mit der Kraft eines Atomanschlages. Hier klingelt ein Handy, da flimmert der Fernseher, da die Leuchtreklame, die Spielekonsole, der Laptop, das Tablet, das Radio, der Straßenverkehr ... Und das sind nur die äußeren Einflüsse. Hinzu kommen die Dinge, die sich die Menschen selber auferlegen. Der Terminkalender, der keine Zeit für eine Pause zulässt, die Freizeitbeschäftigungen der Kids. Das ist nicht einmal in der Woche Fußballtraining. Nein, heute hetzten Mama und Papa im Schlepptau der Kinder von einem Freizeitangebot zum nächsten. Fußball, Tischtennis, Karate und Judo, Handball und Reiten, Chor und Gitarrenunterricht ... Wie ist das bei Ihnen zu Hause? Was machen Sie alles, um mit dem Zahn der Zeit zu gehen und „up to date" zu sein? Ist Förderung noch Förderung oder schon Forderung oder gar Herausforderung?

Allerdings ist die Diagnose nicht ganz einfach, denn ADHS kann ganz unterschiedliche Symptome zeigen. Viele Psychologen beklagen, dass häufig fehldiagnostiziert und es somit zu einer Verwechselung des Krankheitsbildes kommt, weil das Zusammenspiel mit Symptomen und sozialen sowie emotionalen Komponenten nicht beachtet wird. In vielen Fällen steckt dann nämlich hinter einer ersten Diagnose ADHS beispielsweise nicht die psychische Erkrankung, sondern eine Hochbegabung.

sen Sie uns hierzu mal folgendes Beispiel nehmen: Bei Ihrem Kind rde ADHS diagnostiziert. Die ersten Therapien zeigen keinerlei Wirkung. Sie forschen mit Ärzten gemeinsam weiter nach. Bei einem IQ Test zeigt Ihr Kind hervorragende Leistungen. Das Ergebnis fällt überdurchschnittlich gut aus. Wie kann aber ein Kind, das ADHS hat, also eine Aufmerksamkeits- und Konzentrationsschwäche diagnostiziert bekommen hat, so einen Test super meistern? IQ-Tests verlangen ein hohes Maß an Konzentration. Und das nicht nur für wenige Minuten.

Die vorerst falschen Diagnosen rühren oftmals daher, dass sich ADHS, Hochbegabung und Hochsensibilität in einigen Verhaltensmustern gleichen und manchmal eine Differenzierung sehr schwierig ist oder im ersten Moment falsche Annahmen getroffen werden. Vergleichbar etwa wie mit optischen Täuschungen oder Synonymen, die trotz Gleichheit grundverschiedene Bedeutungen haben.

An dieser Stelle sei noch einmal deutlich gesagt, dass es ADHS als Krankheit bei Kindern gibt. Wenn Ihr Kind darunter leidet, werden Sie mit ärztlicher Hilfe und speziellen Therapien Ihrem Kind helfen können und langfristig davon im Familienleben profitieren. Das oben genannte Beispiel soll Ihnen helfen, Ihre individuelle Situation einzuschätzen und abwägen zu können. Sie sollen ein Gefühl für die Besonderheiten und die kleinen, feinen Unterschiede bekommen. Durch dieses Wissen werden Sie auch mehr Sicherheit im Umgang mit Ihrem Kind und dessen Verhaltensauffälligkeiten bekommen. Hochsensibilität und Hochbegabung sind im Gegensatz zu ADHS keine Krankheiten, sondern Persönlichkeitsausprägungen sind. Zwar decken sich manche Symptome, die Ursache ist aber entscheidend. Neurologische und medizinische Detailausführungen würden an dieser Stelle den Rahmen des Verständlichen sprengen, belegen aber genau diesen wichtigen Aspekt.

Den Aspekt Hochbegabung haben wir noch gar nicht näher beleuchtet. Was macht also Hochbegabung aus und wie ist hier der Unterschied zu ADHS und Hochsensibilität? Hochbegabung ist der Fall, wenn ein Intelligenzquotient (IQ) ab 130 nachgewiesen wird. Zum Vergleich: Durchschnittlich liegt der IQ eines Menschen zwischen 85 und 115. Wird eine Hochbegabung nicht erkannt, ist Ihr Kind schlicht unterfordert. Und was machen Kinder mit Langeweile? Richtig, Blödsinn oder sie verhalten sich auffällig. Hochbegabung zeigt sich beispielsweise ebenfalls auch durch „Marotten“ wie die Abneigung zu schmutzigen Sachen. Aber auch ein besonderes Vermögen zur bildlichen Darstellung kann auf einen hohen IQ hindeuten. Haben Sie bei Ihrem Kind schon einmal einen IQ-Test machen lassen? Zappel-Phillipp und Zicken-Liese sind nicht immer das, was unser Klischeedenken vorschreibt.

Gute Schulnoten = hoher IQ = Hochbegabung?

Der Glaube, dass gute Schulnoten auch auf eine Hochbegabung hinweisen, ist leider nicht so richtig. Sicherlich haben Schüler mit guten Noten eine hohe Intelligenz, müssen aber deswegen nicht hochbegabt sein, denn viele hochbegabte Menschen haben kein Abitur oder ein abgeschlossenes Studium. Im anders denken oder anders fühlen schlummern hier die Hochbegabungspotenziale. Der normale Schul- oder Unialltag lässt hier nicht zu, dass die besonderen Fähigkeiten ans Tageslicht kommen. Also nur, weil Ihr Kind keine guten Schulnoten mit nach Hause bringt, müssen Sie Hochbegabung noch lange nicht ausschließen. Vielleicht ist Ihr Kind auch einfach unterfordert?

Hochsensibel ja oder nein?

Hochsensibilität ist nicht einfach zu erkennen, da es kein festes und erprobtes Diagnoseverfahren gibt. Wenn Sie anhand der oben genannten Verhaltensweisen und Muster vermuten, dass Ihr Kind hochsensibel ist, verdauen Sie erst mal den Gedanken und gönnen Sie sich einem Moment Gedankenauszeit und Verarbeitungszeit vor dem Weiterlesen. Wenn Sie bereits wissen, dass Ihr Kind hochsensibel ist, schauen Sie direkt, ob folgend beschriebene Tipps zum Leben mit Hochsensibilität zu Ihrem ersehnten qualitativ besseren Alltagsleben führen. Mit dem Wissen um die Verhaltensweisen und praktischen Anwendungen sowie Anpassungen im Alltag sowie eine Fokussierung auf die positiven Seiten, kann oftmals eine deutliche Erleichterung stattfinden. Sollten sich auch nach einem längeren Zeitraum keine Besserungen einstellen, sollten Sie noch einmal auf Ursachenforschung nach der anderen Gefühlswelt Ihres Kindes gehen.

Hochsensibilität im Alltag

Wenn etwas anders ist, sich anders anfühlt und anders verläuft als sonst, dann ist das in der Regel anstrengend, schwierig und so manches Mal herausfordernd. Vor allem, wenn man die Ursachen nicht kennt oder weiß, warum es so ist, aber keinen Lösungsweg parat hat. Der Alltag mit hochsensiblen Kindern ist oftmals ein Überraschungspaket: Man weiß nie, was man bekommt. Auch noch so gute Planungen werden oft über den Haufen geworfen. Nicht selten gerät ein Vorhaben ins Wanken und auch gut gemeinte Überraschungen können nach hinten losgehen.

Am Wochenende steht zum Beispiel Omas Geburtstag an. Es ist Ferienbeginn und die Autobahnen sind gnadenlos überfüllt. Die Verkehrsmeldungen verkünden keine Staulängen unter 10 Kilometern. Was tun? Sich stundenlang durch den zähen Verkehr schleppen? Nein, das wollen Sie nicht. Kurzerhand entscheiden Sie sich einfach, entspannt mit dem Zug zu Oma zu fahren. In Ruhe Geburtstag zu feiern und am Abend seelenruhig ohne Staustress wieder heimzukommen. Gesagt, getan. Das klingt nach einem guten Plan. Noch schnell etwas Proviant für die Zugfahrt eingepackt und schon soll es losgehen. Freudestrahlend teilen Sie Ihrem Kind mit, dass Sie alle gemeinsam mit dem Zug zu Oma fahren. Was für ein Abenteuer. Schon beim Aussprechen der Nachricht erkennen Sie, dass bei Ihrem Kind die erhoffte Freude ausbleibt. „Aber Zugfahren findet doch jedes Kind toll!", denken Sie sich. Statt eines Jubelsprunges kommt Ihnen protestierendes Gebrüll entgegen. „NEIIIN, ich will mit dem Auto fahren!", protestiert Ihr Kind lautstark und stampft dabei kräftig mit dem Fuß auf dem Boden. Auch eine detaillierte Ausführung aller Vorteile, mit dem Zug zu fahren, kann ihr Kind nicht besänftigen. Sie entscheiden trotzdem, nicht nachzugeben und machen sich auf dem Weg zum Bahnhof. Hätten Sie das mal lieber nicht getan, denken Sie innerlich. Wäre da nicht der Stau doch wesentlich stressfreier verlaufen? Schweißgebadet und nervlich bereits am letzten Anschlag sitzen Sie endlich im richtigen Zugabteil und beten, dass niemand sich gestört fühlen könnte, weil die Stimmung immer noch angespannt ist. Doch auch der Zug ist voll und bald gesellen sich immer mehr Leute zu Ihnen ins Abteil. Ihr Kind brüllt immer noch lautstark vor sich hin …

Was hier den Anschein eines bockigen, trotzigen Kleinkindes macht und Sie an den Rand des Wahnsinns treibt, kann ein Anzeichen von Hochsensibilität sein. Reizüberflutung überfällt Ihr Kind förmlich. Erst die Überraschung, die die Nervenbahnen Ihres Kindes schon voll in Beschlag genommen haben, dann die ungewohnte Umgebung am Bahnhof, vorher der unübliche Weg. Die lauten Geräusche, die fremden Stimmen, die anderen Gerüche, die vielen Menschen, die hektische Umgebung. Für ein hochsensibles Kind eine Tortur. Die fremden Menschen im Zugabteil. Der eine mit guter Laune und Musik in den Ohren, der andere schaut wütend und finster drein. Viele hochsensible Kinder sind besonders feinfühlig und spüren intensiv die Stimmungen der Menschen, die sie umgeben. Können Sie sich vorstellen, wie dann eine Menschenansammlung mit verschiedenen Stimmungslagen auf Ihr Kind einprasselt? Was würden Sie tun, wenn Sie so fühlen würden wie Ihr Kind? Würden Sie nicht auch lautstark schreien, um Ihre Überforderung förmlich herauszuschreien, loszuwerden, sich davon zu befreien? Oder würden Sie nach Möglichkeiten suchen, sich gänzlich aus der Situation zurückzuziehen? Beides sind nachvollziehbare Verhaltensweisen hochsensibler Kinder, auch in scheinbar banalen Situationen.

Der Alltag eines hochsensiblen Menschen ist ein Tag mit kontinuierlicher Reizüberflutung. Das Nervensystem kann die Reize nicht filtern, abprallen lassen oder ausblenden. Täglich treffen Millionen Reize auf unser Nervensystem. Wenn Sie mit Ihrem Kind sprechen, müssen diese

Reize verarbeitet werden. Wenn die Musik aus dem Radio dudelt, werden akustische Reize freigesetzt. Der Fernseher, die Bewegung anderer Menschen, ja selbst das Sonnenlicht oder die Dunkelheit der Nacht. Dazu kommen die menschlichen Sinnesorgane: Riechen, schmecken, fühlen, hören. Alles Reize, die bei hochsensiblen Kindern ungebremst und ungefiltert aufeinanderprallen. Auch wenn der Begriff „Alltag“ im Sprachgebrauch häufig mit Routinen und Eintönigkeit assoziiert wird, gleicht kein Tag dem anderen. Gewohnte Situationen gestalten den Tagesablauf genauso wie abwechselnde oder neue Ereignisse. Denken Sie beispielsweise an den Zahnarzttermin, den spontanen Besuch Ihrer Freundin, das Abendessen mit der Familie im Restaurant...

All diese verschiedenen Sachen gehören zum Alltag dazu. Wenn nun gewohnte Alltagsbestandteile wegbrechen oder ein Tag viele ungewöhnliche Situationen für Ihr Kind birgt, dann ist das vergleichbar mit einem „Bombenangriff“ auf das Nervensystem. Manche Kinder ziehen sich nun ängstlich zurück, andere fangen an zu protestieren (für Außenstehende sieht es dann wie ein bockiges, unerzogenes Kind aus), wiederum andere Kinder klammern sich dann Schutz suchend in Ihre Arme und lassen erst mal nicht mehr los. Egal, welche Verhaltensweisen Ihr Kind an den Tag legt, für Sie als Elternteil ist das nicht leicht. Sie müssen den Alltag so gut es geht meistern – MIT Ihrem Kind. Sie müssen es durch den Tag führen und so manches Mal auch durch die Nacht, wenn Ihr hochsensibles Kind nach einem besonders schlechten Tag nicht in den Schlaf findet. Vielleicht kämpft Ihr Kind auch mit körperlichen Reaktionen auf den Dauerstress. Ständig Magen-Darm-Beschwerden, unspezifische Schmerzen, häufige Erkältungen mit Husten und Schnupfen oder gar Fieber, weil durch den Stress das Immunsystem geschwächt ist. Vielleicht wirkt Ihr Kind auf Sie auch manchmal depressiv und lustlos oder Sie bemerken Konzentrations- und Gedächtnisprobleme.

Verständlich, dass Sie sich gelegentlich am Rande der Verzweiflung wiederfinden, weil Sie nicht mehr wissen, wie Sie mit der Situation umgehen sollen, weil Sie Ihrem Kind gerne helfen möchten, aber nicht wissen, wie. Sie gehen auf dem Zahnfleisch, weil Sie sich Vorwürfe machen dass Sie mit Ihrem Kind falsch umgehen, dass Sie ihm keine Hilfe sind. Manchmal überkommt Sie auch das Gefühl, dass Sie schlechte Eltern sind und nicht in der Lage sind, Ihr Kind zu erziehen. Bitte schieben Sie diese negativen Gedanken schnell beiseite! Sie suchen nach Lösungen und Erleichterungen für ein Alltagsleben mit hochsensiblen Kindern. Sie sind tolle Eltern! Sie suchen nach Wegen, um sich und Ihrem Kind zu helfen, um Ihr Kind besser verstehen zu können. Sie haben gemerkt, dass etwas anders laufen sollte, sind entschlossen, das Ruder in die Hand zu nehmen und sich ausgiebig mit dem Thema zu beschäftigen! Das haben Sie als fürsorgliche und aufmerksame Eltern bereits erkannt und die richtigen Maßnahmen ergriffen. Das ist nicht selbstverständlich und verdient Lob!

Nun wollen wir erst einmal Hochsensibilität besser verstehen, bevor es darum geht, wie Sie Hand in Hand mit Ihrem Kind den Alltag gestalten und die Hochsensibilität als wertvolle Gabe stärken können. Verstehen Sie, welche Ausmaße und Formen es von Hochsensibilität gibt und was genau im Gehirn passiert. Wenn Sie wissen, was in Ihrem Kind vorgeht, können Sie das auch im Verhalten erkennen und schnell eine richtige Lösung parat haben.

Hier ein vereinfachtes Beispiel: Sie möchten gerne einen Marathon laufen. Sind aber absoluter Amateur, was das Laufen angeht. Klar können Sie jetzt munter drauflosIaufen und ihre Kondition trainieren. Sie würden bestimmt auch irgendwann länger laufen können, wenn Sie nicht aufgeben, aber was wäre, wenn Sie wüssten, wie Sie Ihre Atmung zum Laufen optimal einsetzen? Wenn Sie verschiedene Lauftechniken kennen, mit denen Sie Kräfte sparen können? Kurz gesagt: Was wäre, wenn Sie die richtigen Methoden, Mittel und Werkzeuge zur Hand hätten? Wäre Ihr Ziel dann nicht schneller und einfacher zu erreichen? Weil Sie wissen, wie es geht. Weil Sie wissen, wie Ihr Körper funktioniert. Weil Sie optimal Stärken und Schwächen Ihres Körpers gegeneinander auswiegen können. So ist es auch beim Wissen um Hochsensibilität. Wenn Sie wissen, worum es geht und Techniken kennen, mit denen Sie das Zusammenleben einfacher machen und Ihrem Kind helfen können, haben Sie ein gutes Fundament, um Ihr Wissen in die Tat und dann in Freude und Glückseligkeit umzusetzen.

Ausmaße und Umgang mit Hochsensibilität

Wenn Ihr Kind hochsensibel ist, ist es nicht krank. Es weist nur neurologische Besonderheiten auf. Äußere und innere Sinneseindrücke nimmt Ihr Kind viel intensiver wahr. Je nachdem, wie ausgeprägt die Empfindlichkeit ist, kann sich auch das reaktive Verhalten mit unterschiedlicher Intensität zeigen. Viele Eltern sprechen davon, dass Ihr Kind „schnell in die Luft geht" oder extrem „dünnhäutig" ist.

Nehmen wir mal an, Sie sind das erste Mal in Las Vegas. Sie stehen nun am bekannten Strip. Der Hauptstraße und Lebensader. Überall die blinkenden und leuchtenden Schilder, die Casinos, die unendlich vielen Unterhaltungsangebote, die Menschenmengen, die Geräuschkulisse. Sie sind erschüttert. Ihre normalen Nervenzellen können die ganzen Eindrücke und Reize nicht auf einmal verarbeiten. Man wird von dem schieren Überfluss erschlagen, ist aber auch beeindruckt. Sie können einen Großteil der Reize filtern und unwichtige Dinge ausblenden – hochsensible Menschen nicht. Versetzen Sie sich in ihre Lage, fühlen Sie einen Moment den Stress und extremen Druck der durch die Masse an Reizen auf sie einwirkt und das jeden Tag, jede Stunde, jede Sekunde ihres Lebens. Wie ist das für Sie? Sie können nur schwer Ihr Verhalten kontrollieren und würden sich zurückziehen wollen, sich nach weniger Reizen sehen, sich Ruhe wünschen.

So fühlt sich in etwa Ihr Kind ohne positiv beeindruckt mit davon zu sein. Wir sind teilweise beeindruckt vom Nachtleben in Las Vegas, ein hochsensibles Kind fühlt sich einfach nur erschlagen. Während andere Kinder es toll finden, lautstark und wild durch den Indoor-Spielplatz zu toben, ist es für ein hochsensibles Kind eine Vielzahl an belastenden neurologischen Triggern. Ihr Kind erlebt immer und immer wieder, dass es anders ist, weil es andere Sachen bevorzugt als andere Kinder. Vielleicht musste Ihr Kind auch schon Ablehnung erfahren und wurde als „Langweiler" von anderen Kindern zur Seite geschoben. Das bestärkt natürlich die Unsicherheit und belastet zudem das sowieso schon auf Hochtouren laufende Gedankenkonstrukt.

Wenn Sie und Ihr Kind nun aber verstehe, dass dieses Verhalten zwar anders, aber gut ist, dann gehen Sie einen großen Schritt in die richtige Richtung. Geben Sie Ihrem Kind das Gefühl, dass es in Ordnung ist, nicht wild tobend und abenteuerlustig zu sein, dass es auch gut ist, vorsichtig und umsichtig zu sein und dass es auch andere Kinder gibt, die genauso sind. Zeigen Sie Ihrem Kind, dass es nicht alleine ist. Dass es viele Kinder mit Hochsensibilität auf der Welt gibt. Finden Sie gemeinsam mit Ihrem Kind Maßstäbe. Finden Sie heraus, was gut für Ihr Kind ist, wo die täglichen Belastungsgrenzen liegen. So können Sie anhand der Erkenntnisse bereits Ihren Alltag und Ihre Lebensweise anpassen. Ein ganz banales Beispiel: Sie stellen fest, dass es bereits am Morgen zu einem extrem hohen Stresslevel bei Ihrem Kind kommt. Anziehen, Zähne putzen, waschen, frühstücken, sich rechtzeitig auf dem Weg in den Kindergarten oder zur Schule machen. Wie verläuft der Morgen, wenn Sie eine halbe Stunde mehr Zeit einplanen und so etwas Zeitdruck herausnehmen? Wie ist die Situation, wenn Sie bereits am Vorabend mit Ihrem Kind gemeinsam die Kleidung für den nächsten Tag heraussuchen und so morgens den Überraschungseffekt „Blaue Jeans mit grauem Pullover" herausnehmen?

Ausprägungen von Hochsensibilität

Wie ausgeprägt Hochsensibilität ist, hängt von den neurologischen Strukturen Ihres Kindes ab. Denn jeder Mensch nimmt Informationen aus seiner Umwelt anders wahr und verarbeitet diese im Nervensystem auch anders. Der Filter ist sozusagen bei jedem Menschen anders eingestellt. Wie viele Informationen zum Impulszentrum hindurchkommen ist individuell. Im Gegensatz zu nicht-hochsensiblen Kindern nehmen hochsensible Kinder viel mehr Informationen aus Ihrer Umwelt auf und haben gleichzeitig viel mehr innere Reaktionen. Wie intensiv die Wahrnehmungen sind, ist von Kind zu Kind unterschiedlich. Manche Kinder reagieren stark auf Gerüche, andere auf Geräusche oder Bilder und wieder andere auf zwischenmenschliche Signale.

Es ist jedoch wichtig, die Intensität der Reflexionen bzw. die Ausprägung der Hochsensibilität zu analysieren und zu kennen, denn nur dann kann eine entsprechende Lebensanpassung auch Erleichterung bringen. Bedenken Sie, Intentionsverarbeitung ist anstrengend. Wenn Sie eine Zeit lang fokussiert arbeiten, brauchen Sie im Anschluss eine Pause, um Ihren Gedanken eine Pause zu gönnen, um dann wieder aufnahmefähig zu sein. Würden Sie stattdessen immer weiterarbeiten, würde das nicht viel bringen. Ihre Akkus sind leer, Ihre Aufnahmekapazitäten sind ausgereizt. Pausen sind wichtig und gut, denn sie entlasten. Gerade für hochsensibel Menschen ist es wichtig zu erkennen, wann eine Auszeit nötig ist. Wann die „Wahrnehmungs-Akkus" voll sind. Wenn Ihr Kind also stetig mehr Informationen und Wahrnehmungen aufnimmt als andere Kinder, ist es auch natürlich, dass die Aufnahmespeicher schneller voll sind. Dann braucht Ihr Kind eine Auszeit, um die Informationen erst mal verdauen zu können und wieder aufnahmebereit zu werden. Die Nerven brauchen Zeit zur Regeneration. Die Schmerzgrenze an Überstimulation ist jetzt erreicht.

Dieser Punkt liegt bei jedem hochsensiblen Kind an einer anderen Stelle. Aber das Wissen, dass es diese Grenze gibt und dass Ihr Kind ab einem bestimmten Zeitpunkt einfach vollgepackt mit Informationen ist, hilft Ihnen, Lösungswege der Entlastung zu finden und somit einen leichteren Alltag absolvieren zu können.

Was passiert bei Überreizung des Nervensystems?

Sie haben den Zeitpunkt verpasst, an dem die Schmerzgrenze der Informationsaufnahme erreicht war. Der Körper Ihres Kindes wird sich nun dagegen wehren und versuchen, die Überreizung abzustellen. Das kann sich unterschiedlich äußern. Ihr Kind könnte beispielsweise beginnen, sich unwohl oder krank zu fühlen. Es wird bestimmte Dinge oder Situationen als unerträglich empfinden oder gar in Angstzustände verfallen. Vielleicht wird sich Ihr Kind auch zurückziehen wollen. Vielleicht auch traurig sein oder gar in Verzweiflung verfallen.
Forscher fanden heraus, dass Hochsensibilität vorrangig in den Genen liegt. Dabei spielen neun Genvariationen eine wichtige Rolle. Die Hirnbotenstoffe Serotonin und Dopamin beeinflussen beispielsweise die Hirnregion Amygdala, die zur Verarbeitung von Emotionen verantwortlich ist. Ist diese Hirnregion besonders groß ausgeprägt, werden Emotionen stärker wahrgenommen. Eine genetische Umweltsensibilität kann die Folge sein. Dabei entdeckten die Forscher aber auch einen wichtigen Zusammenhang zwischen sozioökonomischen Faktoren eine wichtige Rolle. Die erbliche Veranlagung ist der eine Part. Die soziale Umgebung und die Persönlichkeitsentwicklung der andere wichtige Part. Studien zeigen, dass Kinder, die eine erbliche Veranlagung zu Hochsensibilität haben, aber in sicheren sozialen und ökonomischen Verhältnissen aufwachsen, eine deutlich geringere Ausprägung der Sensibilität zeigen.

Wenn Kinder in sicherer Umgebung aufwachsen, werden sie auch weniger gestresst. Sie bekommen von zu Hause ein Gefühl der Sicherheit mit sich.

Lassen Sie uns an dieser Stelle nun einmal aus der Erwachsenwelt fliehen und in die Kinderwelt eintauchen. Wie fühlt sich ein Kind mit Hochsensibilität? Was mag es wohl denken und fühlen? Wie sieht Ihr Kind den Alltag?

Ich bin ein hochsensibles Kind –

So erlebe ich meinen Alltag

Hochsensibilität ist für Menschen, die dieses Empfinden nicht haben, nur schwer nachzuvollziehen beziehungsweise nachzufühlen. Sie als Eltern stehen immer mal wieder vor einem großen Fragezeichen, wenn Sie das Verhalten Ihres Kindes beobachten. Deshalb ist es wichtig zu verstehen, was in Ihrem Kind vorgeht.

Ihr Kind hört mehr als Sie. Ihr Kind fühlt viel intensiver als Sie. Ihr Kind sieht ganz andere Dinge als Sie. Ihr Kind riecht andere Gerüche oder wesentlich besser. Während Sie sich vielleicht zurückziehen, um sich Ihren Körper und Ihre Empfindungen bewusst wahrnehmen zu können und dieses in vollen Zügen genießen, ist dies für Ihr Kind immer wieder eine Qual. Wie soll Ihr Kind denn auch wissen, wie man mit Reizüberflutung umgehen sollte, wenn Mama und Papa in einer Welt der Hektik, Digitalisierung und in einer Zeit des Zeitmangels und Leistungsdrucks leben? Raum für Ruhe, Gelassenheit, Zeit für Gefühle und Zeit für intensive Gespräche bleibt bei vielen Familien kaum. Es ist der Lauf der Zeit und die Entwicklung, die unser tägliches Leben bestimmt. Natürlich wäre es falsch, wieder ein Leben wie vor einhundert Jahren zu führen. Das würde auch gar nicht gehen. Aber umso schwerer ist es für hochsensible Menschen in dieser hektischen Zeit einen festen Stand zu bekommen.

Haben Sie gewusst?

Etwa fünfzehn bis zwanzig Prozent aller Kinder sind hochsensibel. Kaum entdeckt und erforscht, häufig falsch diagnostiziert oder in der schnelllebigen Zeit heute wird Hochsensibilität auch erst gar nicht wahrgenommen.

„Hallo, ich bin Lena, 10 Jahre alt und ich bin ein hochsensibles Kind. Heute weiß ich, dass ich anders bin, aber dass das gut ist. Das war allerdings nicht immer so. Damals, als ich mich zum Kindergarten fertig machen sollte, bekam ich schon Gänsehaut, wenn ich nur die Socken zum Anziehen sah. Die Nähte, die da den ganzen Tag auf meinen Füßen kratzen sollten, waren eine Qual für mich. Bei jeder Bewegung schürfte die feine Naht in den Schuhen über meinen Fußknochen. Bei jedem Schritt spürte ich, wie sich der Socken leicht am Fuß bewegte. Ich konnte nicht mehr. Ich wollte nicht mehr. Ich musste mich einfach lautstark wehren. Aber das ist nicht das Einzige, auf das ich hochsensibel reagiere …"

Trotzkopf. Bockiges Mädchen. Nicht ausgeschlafen. Verzogen. Daran denken viele andere Eltern als Erstes, wenn sie Lenas Beschreibungen lesen und noch nicht mit dem Thema Überstimulation in Berührung gekommen sind. Selbstverständlich gibt es auch heute noch die Kinder, die ihren Willen testen und Mama und Papa erproben wollen, die an die Grenzen der Erziehung treten, um Machtkämpfe austragen zu wollen, aber bei hochsensiblen Kindern ist dieses Verhalten kein böser Wille. Kein Machtkampf. Kein Rebellieren. Bei Ihnen ist es pure Verzweiflung im Umgang mit der Intensivität der Gefühle, Wahrnehmungen und Empfindungen. Kleinste Reize und Veränderungen lösen bei diesen Kindern bereits vulkanartige Empfindungsausbrüche aus.

„Ich kann mich noch genau daran erinnern, dass mein erster Schultag bevorstand. Bald sollte ich ein großer Junge sein. Erste Verantwortung übernehmen. Fleißig lernen und später einen guten Schulabschluss machen. Schon Wochen vor der Einschulung hatte ich Bauchschmerzen. Mir war schlecht und schwindelig. Dann war „der große Tag" da. Alle freuten sich riesig darauf, ihre Klassenlehrerin kennenzulernen, auf die große Schulfeier, auf die Überraschungen in der Schultüte. Einfach auf alles. Ich wollte an diesem Tag am liebsten einfach nur im Bett bleiben. Bereits die Menschenmenge,

die sich zum Einschulungsgottesdienst in die Kirche drängte, löste Panik bei mir aus. Ich fühlte ganz intensiv, wie sich Freude, Angst, Zweifel und Trauer in der Masse mischten. Der Mann neben mir auf der Kirchenbank schien besonders stolz zu sein. Die Frau hinter mir stank unerträglich nach Parfüm. Die Töne der lautstarken Orgel sausten ungebremst in meinen Kopf. Warum konnte ich mich nicht einfach genauso wie alle anderen Kinder freuen? Jetzt, zwanzig Jahre später weiß ich warum. Ich Ole, war ein hochsensibler Junge und bin heute ein hochsensibler erwachsener Mann. Jetzt kann ich mit meiner Besonderheit gut umgehen und viele Vorteile aus meiner Gabe ziehen."

Hätten Sie als Elternteil jemals gedacht, dass ein freudiges und tolles Ereignis Ihr Kind so sehr belasten kann? Hätten Sie gedacht, dass die Abneigung vor Menschenansammlungen nicht von Scheu, sondern von hochgradiger Reizüberflutung zeugt und dass Ihr Kind darunter gar leidet?

„Ich weiß noch genau, als die neue Nachbarin zu Besuch kam. Die roch so anders, die verhielt sich so auffallend freundlich. Die kicherte so viel. Die war mir einfach zu viel. Die war neu. Die passte nicht in unser Wohnzimmer. Die löste bei mir so viele Reize auf einmal aus, dass ich einfach gar nicht mehr wusste, wohin mit mir. Ich fühlte mich von all dem fast ohnmächtig. Es fühlte sich an, als wenn eine riesengroße bedrohliche Steinlawine auf mich herunterprasseln würde. Ich konnte nicht anders. Ich musste mit den Fäusten boxen. Mit den Füßen fest auf den Boden stampfen. Einfach versuchen meine Gefühle loszuwerden. Ich merkte, wie ich in einem Moment wütend und im nächsten ganz introvertiert wurde. Auch wenn ich heute erwachsen bin, kann ich mich an die Zeit „Was ist mit mir los?" noch genau erinnern. Heute weiß ich, dass es meine Hochsensibilität war, die mich damals zum Verzweifeln gebracht hat und mein Verhalten auslöste. Als kleiner Junge fühlte ich mich einfach nur überfordert und nicht ernst genommen. Damals war ich 12 Jahre alt."

Jedes hochsensible Kind ist anders. Manche sind eher zurückhaltend, träumen sich durch den Tag, sind ruhige und schüchterne Kinder. Aber auch wilde und laute Kinder können hochsensibel sein. Sie zeigen ihre Reizüberflutung auf laute Art und Weise. Nicht nur das Verhalten im Alltag ist vielfältig, auch die Sensibilität hat unterschiedliche Formen. Das eine Kind reagiert sehr stark auf Gerüche, das andere eher auf bewegte Bilder oder laute Geräusche, das nächste wiederum ist sehr sensibel, wenn es um Berührungen auf der Haut geht. Von Kind zu Kind ist es unterschiedlich, welche Reize ungefiltert auf das Nervensystem treffen. Bei manchen Kindern sind es auch gleich verschiedene Reize gleichzeitig.

Info: Viele Reize und Wahrnehmungen sind uns gar nicht bewusst. Sie finden „verborgen" im Unterbewusstsein statt und sind so auch nur schwer auszumachen, zu greifen und somit auch sehr schwer zu analysieren und zu ändern.

Im Alltag ist die permanente Hochleistungstour für alle Familienmitglieder anstrengend. Eltern kommen oft an ihre Grenzen. Aber selbst die kleinsten Kinder spüren schon, dass etwas nicht so läuft, wie es laufen sollte. Sie können einfach nichts dagegen tun, wenn sie mal wieder vollkommen überdrehen. Das verunsichert Ihr Kind, macht es vielleicht auch traurig, schnell weinerlich oder manchmal sogar depressiv. Der Dauerstress geht nicht spurlos an Körper und Seele Ihres Kindes vorbei. Es kann sein, dass Ihr Kind oft müde und erschöpft ist. Wen wundert es? Das ist so, als wenn sie nach einem Marathon noch einen laufen und noch einen und noch einen …

Info: Durch die Reizüberflutung kann das Gehirn nur sehr schwer wichtige von unwichtigen Informationen unterscheiden. Das Gehirn arbeitet bei hochsensiblen Kindern ständig im Akkord. Ist es da verwunderlich, wenn Sie Ihrem Kind öfters eine Sache sagen müssen, bevor es „hört"? Das hat hier nichts mit frech oder unerzogen zu tun. Ihr Kind kann einfach nur nicht die Wichtigkeit Ihrer Worte filtern, erfassen und entsprechend reagieren.

Alarmstufe rot – Leben im Dauerstress

Der Alltag eines hochsensiblen Kindes ist alles andere als ein Kinderspiel. Das Gehirn läuft im Dauerstress auf Anschlag. Selbst, wenn es ruhig und für viele Kinder schon langweilig ist, rattert es ununterbrochen im Kopf des Hochsensiblen. Denn auch jetzt gibt es Reize, die ungefiltert eindringen. Das Licht, das Auto, das am Haus vorbei fährt, das klingelnde Telefon, der flackernde Fernseher, die kratzenden Socken, das neue Bild im Wohnzimmer, Mamas gereizte Stimmung oder Papas lautes Lachen. Reizarm ist es nie in diesem Leben.

Nur leider ist der normale Tagesablauf alles andere als langweilig. Auch im geregelten Gang herrscht ständig Bewegung, ein stetiger Situationswechsel, Termine, Besuche, Arbeit, Schule und Kindergarten. Hausaufgaben und Zimmer aufräumen, Familientreffen und … weitere ungewöhnliche Ereignisse und Situationen bilden den Eisberg unter dem Gipfel. Selbst erwachsene Menschen empfinden den Alltag oft stressig und sehnen sich bereits Mitte der Woche nach dem langersehnten Wochenende, nach etwas Ruhe und Entspannung.

Sensibel im Alltag kann zudem noch bedeuten, dass neben Reizen auch die Emotionen und Gefühle auf Dauerstufe rot fahren. Eine unbedachte Bemerkung am Rande, ein ungewollt liebloses Wort oder ein einfach daher gesagter Satz des Freundes kann Ihr Kind mit einem Schlag aus der Bahn werfen. Hochsensible Kinder nehmen sich auch nicht böswillig gemeinte Ablehnung sehr zu Herzen. Auch wenn es spürt, dass es Ihnen nicht gut geht, wird Ihr Kind dann keine ruhige Minute mehr haben und das Gehirn rattert gnadenlos und ununterbrochen. Der Stresspegel steigt ins Grenzenlose. Die Emotionen kochen über. Vielleicht bricht Ihr Kind jetzt emotional komplett zusammen, vielleicht versucht es der

Situation auch durch leicht aggressives Verhalten zu entfliehen. Beide ist pure Verzweiflung, ein Hilferuf und ein kläglicher Versuch, um dem Dauerstress zu entkommen. Im Grunde genommen möchte Ihr Kind einfach nur dem Dauerdruck entkommen. Gerade kleine Kinder sind sich der Hochsensibilität nicht bewusst und leiden still oder lautstark darunter. Selbst erwachsene Menschen mit dieser Besonderheit werden oft im Alltag von der Feinfühligkeit überrannt. Auch wenn Sie sich Ihrem Verhalten und den Besonderheiten bewusst sind, ist es für Sie immer noch schwierig und eine Herausforderung, mit diesen Gefühlfluten umzugehen. Kinder merken schon, dass sie anders sind, fragen sich warum. Für Eltern bedeutet das Leben im Alltag mit hochsensiblen Kindern vor allem: Ruhe und Geduld bewahren. Alles andere würde nur zu noch mehr Stress führen und das Pulverfass explodieren lassen Halten Sie sich die permanente Triggerbelastung und die damit einhergehende mangelnde Impulskontrolle Ihres Kindes stetig vor Augen und verstehen Sie die Verhaltensauffälligkeiten Ihres Kindes nicht als mutwilliges oder böswilliges Handeln. Ein harmonisches und friedvolles Miteinander ist das, was Ihr hochsensibles Kind braucht. Auch wenn es schwerfällt und nicht immer leicht umzusetzen ist.

Packen Sie Ihr Kind nicht in Watte, aber stärken Sie die guten Seiten

Ist Ihr Kind besonders kreativ, musikalisch oder fantasievoll? Hat es einen sehr ausgeprägten Gerechtigkeitssinn? Das sind wundervolle Eigenschaften. Rücken Sie diese in den Fokus und bauen Sie mit Ihrem Kind gemeinsam die Stärken aus, anstatt auf den Schwächen herumzureiten. Lassen Sie Ihrem Kind Freiräume, um die positiven Werte und Fähigkeiten zu entfalten.

Die „schlechten Seiten“ der Hochsensibilität, wie beispielsweise

Gefühls- oder Wutausbrüche sollten Sie nicht auf die harte Tour bearbeiten, aber auch nicht unkommentiert lassen. Auch hochsensible Kinder brauchen Grenzen. Setzen Sie diese aber sanft. Erklären Sie in Ruhe, warum man ein anderes Kind beim Spielen nicht mit Sand bewerfen darf. Gehen Sie den sanften, emotionalen Weg. Ein lautes Schimpfen würde hier nur noch mehr die eh schon überstrapazierten Reize belasten. Gewiss ist es nicht immer leicht, geduldig und verständnisvoll zu sein. Setzen Sie sich als Eltern nicht zu sehr unter Druck. Seien Sie sich Ihrer besonderen Aufgabe bewusst, aber verbeißen Sie sich nicht. Auch Sie sind Menschen, die schwache Momente haben, auch Sie dürfen Fehler machen, auch Sie können mal aus der Haut fahren und so vielleicht ungewollt Ihrem Kind unrecht tun. Vergrämen Sie sich nicht dafür, lassen Sie sich dadurch nicht verunsichern. Wenn Sie weiter auf dem Weg der verständnisvollen und geduldigen Erziehung bleiben, machen Sie alles richtig. Wie in allen Lebensbereichen gibt es auch hier mal Hürden, Umwege und Hindernisse. Stellen Sie Ihr Navi einfach wieder neu ein und hören Sie auf Ihr Bauchgefühl und auf Ihre innere Stimme. Sein Sie stolz auf sich und Ihre besondere Familie. Seien Sie stolz, wie Sie Ihren ganz besonderen Alltag meistern. Finden Sie Ihre ganz individuelle Strategie für ein harmonisches Miteinander. Versuchen Sie nicht, Ihrem Kind die Hochsensibilität auszureden oder abzuerziehen, stärken Sie die Fähigkeiten Ihres Kindes und geben Sie ihm Halt, Zuversicht und eine starke Schulter.

Wir sind Eltern eines hochsensiblen Kindes – So meistern wir den Spagat zwischen Erziehung und Einfühlsamkeit

„Als unsere Tochter etwa drei Jahre alt war, haben wir gemerkt, dass etwas nicht stimmt. Schüchtern klammerte sie sich stets an unseren Hosenbeinen fest. Für die Eingewöhnungszeit im Kindergarten brauchten wir dreimal so lange wie alle anderen Kinder und auch dort spielte Anna, wenn überhaupt, mit nur einem anderen Mädchen. Sie war so introvertiert und zurückhaltend. Zu Hause spielte sie am liebsten alleine in der Ecke mit ihrer Lieblingspuppe. Dieser hat sie oft stundenlang geduldig die blonden Puppenhaare geflochten. Einmal, als wir Anna mit einem Zoobesuch überraschen wollten, endete das in einem riesengroßen Desaster. Wir waren oft mit unserer Geduld und mit unseren Nerven am Ende und wussten beim besten Willen nicht, was wir noch machen sollten. Wir fühlten uns schuldig – als schlechte Eltern. Als Eltern, die nicht in der Lage waren, ihr Kind ordentlich zu erziehen. Wir wussten, irgendwas stimmt nicht und wir wussten, so konnte es beim nicht weiter gehen. Die Stimmung war dauerhaft gereizt. Umso mehr wir schimpften und Konsequenzen aufzeigten, desto schlimmer wurde die Lage. Als ich eines Tages durch Zufall auf einen Bericht gestoßen bin, in dem es um hochsensible Kinder ging, ging mir ein Licht auf. Und tatsächlich, nach einigem Prüfen, Abklären und einem Besuch bei einem guten Kinderpsychologen war klar: Anna ist kein rebellierendes Kind. Anna ist hochsensibel. Wir befassten uns ausgiebig mit dem Thema und fanden so die Lösung für uns. Wir kreierten uns einen Alltag, der auf ihre Bedürfnisse abgestimmt ist. Das klappte nicht sofort und brauchte etwas Zeit. Auch mussten wir mehrmals Strategien ausprobieren, bis wir unseren individuellen Familienweg fanden. Heute wissen wir, wie wir Anna als starke Eltern unterstützen

können. Unser Alltag läuft zwar nicht immer problemlos und es gehen auch die guten Vorsätze mal verloren, aber bei wem ist das nicht so. Im Großen und Ganzen sind wir jetzt sehr glücklich und zufrieden. Und wir sind stolz auf unser Kind! Wir haben Ihre Stärken erkannt und fördern Anna heute bedarfsgerecht. Das tut uns allen gut.“

Erkennen Sie sich in der Geschichte von Anna und Ihren Eltern wieder? Auch diese Familie brauchte Zeit und Erkenntnisse, um zu wissen und zu verstehen, was mit ihrer Tochter los ist. Als der Knoten jedoch geplatzt war, stand der Weg zu einem glücklichen Familienleben offen. Wichtig ist, dass Sie verstehen und verinnerlichen, dass Ihr Kind mit Hochsensibilität nicht krank ist und auch nicht böswillig handelt.
Schauen Sie: Durch die Reizüberflutung, die Ihr Kind erfährt, kann das Gehirn nur sehr schwer wichtige von unwichtigen Informationen unterscheiden. Das Gehirn arbeitet bei Ihrem Kind in dauerhafter Akkordarbeit. Ist es da verwunderlich, wenn Sie Ihrem Kind öfters eine Sache sagen müssen, bevor es „hört“? Das hat hier nichts mit frech oder unerzogen zu tun. Ihr Kind kann einfach nur nicht die Wichtigkeit Ihrer Worte filtern, erfassen und entsprechend reagieren.

Halten Sie sich auch immer vor Augen, dass Sie als Eltern nicht perfekt sein müssen. Das auch Sie Schwachstellen haben, schwache Momente, stressige Zeiten oder einfach nur schlechte Tage. Auch wenn Sie nicht perfekt sind, sind Sie gute Eltern. Sie bemühen sich, den besten Weg für sich und Ihr Kind zu gehen. Das ist prima! Darauf dürfen Sie stolz sein! Trotz allen Schwierigkeiten dürfen Sie selbst sich auch nicht vergessen. Kümmern Sie sich ebenso regelmäßig um Ihre eigenen Bedürfnisse, damit die entspannen und abschalten können. Da haben Sie ein schlechtes Gewissen? Das brauchen Sie nicht. Nur so können Sie auch bedacht, behutsam und rational auf die Bedürfnisse Ihres Kindes eingehen. Stellen Sie sich einmal Folgendes vor: Wenn Sie mit dem Flugzeug in den

Urlaub fliegen, werden Sie vor Abflug in die Sicherheitsbestimmungen eingewiesen. Da heißt es: "Eltern setzen bitte zuerst sich selbst die Sauerstoffmaske auf und helfen dann ihren Kindern." Warum wohl? Im übertragenen Sinne ein perfektes Beispiel dafür, dass Ihre Bedürfnisse wichtig sind und dass Sie mit Ihrem Wohlbefinden und Ihrer Gelassenheit die starke Hilfe für Ihr Kind sind.

Lesen Sie nun, wie Sie Ihren Alltag mit einem hochsensiblen Kind einfacher, stressfreier und harmonischer gestalten können. Sie sind eine Familie, ein Team, – es kommt auf jedes Glied an, um gemeinsam glücklich zu sein.

Was braucht mein hochsensibles Kind?

Verstehen lernen und lernen zu zeigen, dass man versteht

Was ein hochsensibles Kind ausmacht, welche Verhaltensweisen es an den Tag legen kann, welche speziellen Eigenschaften für empfindliche Kinder sprechen und wie ihr Nervensystem agiert, wissen Sie bereits. Aber wie können Sie als Eltern nun damit umgehen? Sicherlich stellen Sie sich die Frage, wie Sie Ihrem Kind am besten helfen können, was es braucht und wie Sie sich verhalten sollen, beziehungsweise welcher Erziehungsstil nun hilfreich und fördernd ist. Gibt es überhaupt DEN geeigneten Erziehungsstil für hochsensible Kinder? Genau diesen Fragen wollen wir nun nachgehen.

"Man soll nicht Gleiches mit Gleichem vergelten." Ein altes Sprichwort, was auch in unserem Fall eine gewisse Daseinsberechtigung hat. Stress mit Stress begegnen oder schlechter Laune mit schlechter Laune

antworten ist oftmals keine gute Idee. Das kennen Sie nicht nur aus dem Alltag mit Ihrem Kind, sondern vielleicht auch aus der Partnerschaft. Hier ist man oftmals gut beraten, wenn man einen kühlen und neutralen Kopf bewahrt. Das ist nicht immer leicht, das weiß jeder. Geduld, Ruhe und Gelassenheit sowie Neutralität und Reaktionen kann man trainieren. Auch wenn Sie jemand von der ganz hitzigen Sorte sein sollten. Mal die Nerven verlieren, davon kann sich kaum jemand freisprechen. Das ist natürlich und gehört zum Leben dazu. C'est la vie oder that's live.
In der Ruhe liegt die Kraft, so ist es auch im Umgang mit hochsensiblen Kindern. Vermeiden Sie im Alltag möglichst stressige Situationen, strahlen Sie Ruhe und Gelassenheit aus. Wenn Sie gereizt oder nervös sind, spürt Ihr Kind das sofort. Versuchen Sie Überreizung zu vermeiden. Das bedeutet auch, den Terminkalender nicht bis oben hin zu füllen. Üben Sie sich gemeinsam mit Ihrem Kind in einem entspannten und vor allem strukturierten Alltag. Fragen Sie sich: "Wie viele Termine, die wir so in den Alltag stopfen, sind wirklich, wirklich dringend und können nicht ein oder mehrere Tage warten?" Machen Sie sich einen übersichtlichen Wochenplan. Steht ein Arzttermin an? Dann muss danach nicht noch ein Termin folgen. Sie helfen Ihrem Kind mit einem klaren und geregelten Ablauf, der keine ständigen Änderungen vorsieht. Zu viel Druck wirft Ihr Kind letztendlich aus der Bahn.
Binden Sie Ihr Kind auch in die Wochenplanung ein. Was möchte es gerne machen? Wenn es sich einen ruhigen Bastelnachmittag wünscht, dann gehen Sie diesem Wunsch nach und planen einen entspannten und kreativen Nachmittag zu Hause ein. Auch Ruhezeiten sind eine gute Idee im Tagesablauf, um Stress und Termindruck herauszunehmen. Hier kann Ihr Kind das bisher Erlebte verarbeiten, hat Zeit, Reize einzuordnen, die Reizüberflutung zu lindern und sich innerlich zu sortieren. Und denken Sie stets daran: Je gelassener Sie als Eltern sind, desto entspannter ist auch Ihr Kind, denn hochsensible Kinder nehmen auch die Gefühle anderer sehr stark wahr.

Wenn Sie so Ihren Alltag und Ihre Woche planen, dann bauen Sie auch Rituale und Routinen ein. Zum Beispiel jeden Samstagvormittag Hausputz, jeden Freitagnachmittag Wocheneinkauf, jeden Montag Musikunterricht, jeden Tag von 14 Uhr bis 15 Uhr Entspannungszeit. Das sind nur Beispiele. Aber eine feste Struktur und wiederkehrende Ereignisse, die zur Gewohnheit werden, wirken sich positiv auf Ihr Kind aus. Dadurch bekommt es Sicherheit. Bedenken Sie immer: Jeder neue Impuls kostet Ihr Kind enorme Kraft.

Agieren Sie im Umgang mit Ihrem Kind auf einer verständlichen Basis. Zeigen Sie Mitgefühl für Reaktionen und Handlungen sowie Gefühlsausbrüche aufgrund von Reizüberflutung. Zum Beispiel:

„Ich kann verstehen, dass du gerade sehr aufgeregt bist, weil viele Menschen um uns herum sind. Komm, lass uns einen ruhigen Platz am Rand suchen und schauen, ob wir etwas Schönes entdecken. Hab´ keine Angst! Ich bin an deiner Seite und für dich da.“

Da klingt doch wesentlich beruhigender als:
„Stell ich nicht so an und hör endlich auf, hier bei all den Leuten an meinem Rockzipfel zu hängen. Die Leute gucken schon!“

Zugegeben, ein krasser Gegensatz, aber Sie verstehen, was gemeint ist. Hochsensible Kinder können etwas herunterfahren und entspannen, wenn Sie sich verstanden fühlen. Meist fühlen sie sich sowieso schon unwohl und missgünstig in ihrer eigenen Haut. Noch mehr Druck würde das Gefühl nur verstärken, die Situation verschärfen und vielleicht sogar zu einer kompletten Blockade führen. Gehen Sie nicht auf Kampfmodus, setzen Sie lieber auf die Verständnis-Karte.

Sie können Ihrem Kind auch von eigenen Erlebnissen erzählen, in denen Sie sich ungerecht behandelt gefühlt haben, etwas nicht verstanden haben oder Schmerz erlebt haben. Erzählen Sie ruhig, wie Sie beispielsweise einmal auf dem Spielplatz von der Schaukel gefallen sind, Angst im großen Kaufhaus hatten, weil das zur Weihnachtszeit besonders viele Menschen waren oder wie Sie sich damals gefühlt haben, als Sie sich mit Ihrer besten Freundin / Ihrem besten Freund gestritten haben. Erzählen Sie, welche Herausforderungen und Schwierigkeiten Sie als Kind erlebt haben, aber sagen Sie auch, was Sie daraus gelernt haben, dass es Ihnen danach viel besser ging und dass Sie verstehen können, wie sich Ihr Kind gerade fühlt, weil Sie schon mal ähnliches erlebt haben. Das wird Ihrem Kind bestimmt helfen, Mut geben und auch zeigen: „Hey, ich bin mit meinen Problemen nicht alleine auf der Welt." Wenn Sie mögen und Sie gläubig sind beziehungsweise auf Gott vertrauen, dürfen Sie ihn auch gerne in Ihre Geschichten mit einbinden.

Schützen Sie besonders kleine Kinder erst mal vor Ängsten und Nöten und führen Sie Ihr Kind dort später behutsam heran. Gerade hochsensible Kinder neigen dazu, auch die Probleme anderer zu eigenen Sorgen zu machen. Das kann sogar der beschriebene Klimawandel im Fernsehen sein. Also Diskussionen über Geld, Geschichten über den anhaltenden Nachbarschaftsstreit oder Beziehungsprobleme gehören auf keinen Fall an die Ohren von hochsensiblen Kindern.

Lasten Sie Ihrem Kind auch nicht zu viel Verantwortung auf einmal auf. Sätze wie: *„Du bist jetzt groß und musst…"* oder *„Ab jetzt bist du montags für das Spülmaschine ausräumen verantwortlich"* können bei sensiblen Kindern wahre Panikattacken auslösen. Gehen Sie es behutsam an und verpacken Sie Verantwortung in kleine Häppchen. Bauen Sie erst wieder auf, wenn aus neuen Dingen Gewohnheiten geworden sind und formulieren Sie Aufgaben und Verantwortung positiv.

Gehen Sie, egal in welcher Situation, respektvoll mit Ihrem Kind um. Loben Sie so oft es geht, sprechen Sie liebevolle und anerkennende Worte im Alltag und zeigen Sie Ihrem Kind mit Worten, Handlungen und Aktionen, dass es gut ist, wie es ist, dass Sie es lieben, respektieren und wertschätzen. Das stärkt das unsichere Kinderherz und gibt neuen Mut. Aber sein Sie auch nicht zu überfürsorglich und lassen Sie Ihrem Kind Raum, um selbst Erfahrungen sammeln zu können. Lassen Sie es Neues ausprobieren, wenn es selbst Lust dazu hat und Interesse zeigt. Wenn Sie merken, dass Ihr Kind eine Sache nicht schafft, dann unterstützen Sie es liebevoll und vielleicht nicht offensichtlich, damit Ihr Kind mit gutem Gefühl die Sache abschließt. Springen Sie über Ihren Schatten, auch wenn Sie beispielsweise gar keine Lust haben jetzt die neue Holzeisenbahn aufzubauen. Wenn Ihr Kind so gar keine Lust auf Neues hat und keine Interessen zeigt, dann schlagen Sie ihm immer mal wieder altersgerechte Sachen vor. Machen Sie Ihrem Kind Mut und Lust, die Welt zu entdecken.

Trotz allem Verständnis für das Verhalten Ihres Kindes gehören natürlich auch klare Regeln und feste Absprachen in den Alltag, wie Hände waschen vor dem Essen, nicht hauen und kneifen, keine anderen Kinder ärgern und und und … Wenn Sie diese Regeln klar und ruhig kommunizieren, wird es Ihrem Kind ebenfalls auf Dauer Sicherheit und Entspannung bieten. Zudem sollten Sie auch die Konsequenzen, die durch das Fehlverhalten hervorgehen klar und ruhig kommunizieren. So zeigen Sie Ihrem Kind, was es erwartet, wenn etwas nicht eintritt. Stellen Sie Regeln ruhig und mit Verständnis auf. Ihr hochsensibles Kind wird nun wahrscheinlich anfangen, die Informationen bis ins kleinste Detail zu durchdenken. So können Sie Erziehung und Hochsensibilität unter einen Hut bekommen. Zudem beugen Sie stressigen Konflikten im Familienleben vor. Natürlich sollten auch Sie (und Ihr Partner) sich an Regeln und Absprachen halten. In diesem Fall sind Sie mehr als nur ein Vorbild.

In Konflikten mit Lehrern, Erziehern, Klassenkameraden und anderen Kindern dürfen Sie Ihr Kind gerne unterstützen und schützend eintreten, wenn Sie merken, dass Ihr Kind mit einem unfairen Verhalten nicht zurechtkommt. Aber verfallen Sie nicht in die automatische Opferrolle und analysieren Sie die Situation vorher vollkommen unparteiisch. Sie sollten Ihrem Kind aber auch langsam beibringen, wie es selber kritische Situationen meistern kann. Gerade für ältere Kinder ist diese Fähigkeit besonders wichtig.

Wenn Sie der Situation gewachsen sind, können Sie Ihrem Kind auch behutsam zeigen, wie man mit Ängsten, Nöten und unvorhergesehenen Situationen umgehen kann und einen Leitfaden mit auf den Weg geben, wie man sich schützen kann. Aber wie gesagt, am Anfang lieber erst mal behutsam und ohne Druck.

Das waren jetzt eine ganze Menge Informationen. Hier als Hilfe und zur schnellen Übersicht eine Checkliste zum Umgang mit Ihrem hochsensiblen Kind.

So gehe ich mit meinem hochsensiblen Kind um

- **Rituale schaffen:** Rituale und Strukturen geben meinem Kind halt und Sicherheit.
- **Den Alltag richtig planen:** Nicht zu viele Termine, Verabredungen und Unternehmungen an einem Tag geben meinem Kind Raum und Zeit zur Entspannung und Regeneration. Ich plane bewusst nicht zu viele herausfordernde Aktivitäten an einem Tag und plane feste Ruhezeiten ein.

- Überflüssige Reize vermeiden: Kann ich Reize vermeiden, um die Hochsensibilität meines Kindes nicht zusätzlich zu belasten? Z.B. Bilder und Geräusche durch Radio oder Fernsehen abstellen, negative Emotionen verbergen oder schnelle Veränderungen vermeiden.
- **Verständnisvoll sein:** Ich zeige für das Verhalten meines Kindes Verständnis und bin als starker, ruhiger Partner für mein Kind da.
- **Grenzen setzen:** In unsere Familie gelten klare Regeln und Grenzen, an die sich alle Familienmitglieder halten. Überschreitet mein Kind diese Grenzen, weise ich es einfühlsam, aber bestimmend darauf hin, denn ich weiß, dass Grenzen wichtig und notwendig sind und meinem Kind zusätzliche Sicherheit bieten.
- **Raum zur Entfaltung lassen:** Ich verfalle nicht in Überfürsorge und lasse meinem Kind Raum zur freien Entfaltung. Wenn es Interesse zeigt oder etwas Altersgerechtes ausprobieren möchte, lasse ich das zu, denn Erfolge machen mein Kind stark.
- **Geduldig sein:** Ich bin geduldig und lasse meinem Kind genug Zeit zum Handeln. Ich weiß, dass Entscheidungen treffen und Emotionen verarbeiten bei meinem Kind Zeit brauchen. Ich dränge es nicht, sondern übe mich in geduldigem Warten. Mein Kind hat sein eigenes Tempo.
- **Ruhig sprechen:** Ich rede mit meinem Kind in einem ruhigen und sanften Tonfall. Schreien und schimpfen bewirken bei meinem hochsensiblen Kind nur das Gegenteil. Hat mein Kind Wutausbrüche, warte ich erst mal eine Zeit geduldig und gelassen ab, bis es sich etwas beruhigt hat, bevor ich mit meinem Kind spreche.
- **Loben und anerkennen:** Lob und Anerkennung braucht mein Kind besonders viel. Auch alltägliche Dinge würdige und lobe ich, um es zu bestärken, mehr Mut und Anstrengung zu meistern.

Jedes Alter hat seine Besonderheiten

Umgang mit hochsensiblen Kindern in verschiedenen Entwicklungsphasen

Auch hochsensible Kinder durchleben die natürlichen Entwicklungsphasen des Aufwachsens. Altersspezifisch können Eltern die Erziehung und den Umgang anpassen, um optimal auf die altersgerechten Bedürfnisse einzugehen. So bedarf es beim Kleinkind andere Umgangsformen und Alltagsstrategien als bei Kindern in der Grundschule oder gar später im Teenager-Alter. Sie möchten Ihr Kind bestens auf das Leben als Erwachsene/r vorbereiten und für das eigenständige Leben als empfindsamer Mensch stärken. Nachfolgend finden Sie altersspezifische Hinweise und Tipps.

Mein hochsensibles Kleinkind (3-5)

Kleine Kinder entwickeln sich körperlich und psychisch in großen Schritten. Gefühlt kann Ihr Kind im Kindergartenalter fast jeden Tag etwas Neues. Dabei bringt jeder Entwicklungsschritt auch Besonderheiten mit sich. Während Dreijährige eher den vollen Entdeckergeist leben, ist der Fünfjährige schon mit tiefgründigen Fragen beschäftigt.

Drei Jahre

Etwa im Alter von drei Jahren finden Kinder ihren Entdeckergeist, sie fangen an ihre Vorstellungskraft zu entwickeln und streben nach Selbstständigkeit. Das zeigt sich zum Beispiel, wenn Ihr Kind plötzlich mit Ihnen am Kleiderschrank anfängt zu diskutieren, was denn heute angezogen wird oder eine neue Zahnpasta Sorte zu einem riesigen Problem wird. Ihr Geduldsfaden wird jetzt stark beansprucht und aber auch gestärkt.

Aber auch psychologisch ist das Alter besonders, denn Ihr Kind kann jetzt allmählich Vorstellungen und Wünsche entwickeln. Zudem kann es sich denken, wie es gerne sein möchte, was es gerne tun möchte. Ihr Kind kann jetzt Selbstkonzepte entwickeln und beginnt Emotionen wahrzunehmen und zu spüren. Bei hochsensiblen Kindern ist das Fühlen hier besonders intensiv ausgeprägt. Glück und Freude, aber auch Angst, Stolz, Scham oder Schuld fängt Ihr Kind jetzt ganz intensiv an wahrzunehmen. Diese natürliche Entwicklungsphase ist auch der Grund, warum sich Empfindsamkeit jetzt erst zeigt. Weil Ihr Kind jetzt erst bewusst Gefühle erfährt. Ihr Kind fängt jetzt langsam an, die Welt um sich herum zu verstehen.

Gleichzeitig entwickelt sich auch das Vorstellungsvermögen. Fantasie und Kreativität sind im Leben eines Dreijährigen ebenso zentrale Entwicklungspunkte. Geschichten ausdenken, Abtauchen in Spielwelten mit Kuscheltieren, Puppen, Sauriern und Co. lieben die Kleinen jetzt. Was viele Eltern nicht wissen oder bedenken: Ihr Kind kann im Alter von drei Jahren zwar noch nicht lügen, aber es kann bereits Gedanken und Gefühle entwickeln und nicht selten kreieren Dreijährige daraus ihre ganz eigene Realität mit ihrer Fantasie. Allerdings sind sie noch nicht in der Lage, die Gefühle und Bedürfnisse anderer Kinder und von erwachsenen Personen zu erkennen.

Ist Ihr Kind nun sehr emotionsstark kann die Überreizung, einhergehend mit der Fantasieentwicklung zu einer problematischen Wahrnehmung führen. Bedenken Sie auch: Ihr Kind lernt gerade erst Gefühle kennen. Es wird sozusagen von den eigenen Emotionen überrannt und kann diese noch nicht einschätzen oder einordnen. Ob positiv oder negativ, Ihr Kind wird wahrscheinlich heftige Reaktionen und Verhaltensweisen zeigen, wenn keine gedrosselte Reizentwicklung erfolgt, sondern eine Überreizung, die oftmals zur Überforderung führt. Wie soll Ihr Kind auch wissen, wie es sich jetzt richtig verhalten soll und wie es mit der Flut an Impulsen richtig umgehen soll.

Vielleicht beobachten Sie bei Ihrem dreijährigen Kind jetzt auch ein erstes anderes Verhalten im Umgang mit anderen Kindern. Eigentlich spielen Dreijährige jetzt gerne mit anderen Kindern. Zusammenspielen, erleben und was Neues ausprobieren kennzeichnet vor allem das Verhalten der Kleinen im ersten Kindergartenjahr.

Leiden Kinder unter Überstimulation zeigt sich in dieser Entwicklungsphase oft eher ein gegenteiliges Verhalten. Zieht Ihr Kind sich zurück, spielt lieber alleine und macht einen großen Bogen um laute Raufbolde? Dann kann das ein erstes Anzeichen von Hochsensibilität sein. Diese Kinder haben meistens auch eine überaus hohe Gabe an Ausdrucksvermögen.

Generell quatschen die Kleinen in diesem Alter sehr gerne im Mix aus Fantasie, Erfahrung und Wissen. Ein besonders großer und für das Alter sehr weit entwickelter Wortschatz lässt Erwachsene bei einem Gespräch mit hochsensiblen Kleinkindern staunen.

In dieser Entwicklungsphase des Kleinkindes liegen die Hauptaufgaben in der Erziehung darin, Ihrem Kind Wege der Konfliktlösung beizubringen. Auch Rituale und Regeln sind jetzt wichtig. Diese geben Ihrem Kind Sicherheit und Struktur. Routinen machen für Ihr Kind Dinge vorhersehbar. Nach dem Kindergarten Mittagessen und dann erst mal eine Mittagspause, bevor der Nachmittag startet, ist so ein Beispiel. Ohne festen, strukturierten und sich wiederholenden Ablauf sind viele Dreijährige quengelig und gereizt. Sehr empfindsame in dieser Zeit noch mehr und ausgeprägter. Gewohnheiten geben Ihrem Kind jetzt besonders Sicherheit und ein Gefühl der Kontrolle. Bei besonders emotionsstarken

Kindern vermeiden Sie wenn möglich jetzt Neuerungen, Änderungen oder Umstellungen. Diese fallen Dreijährigen besonders schwer. Ein sensibles Kind hat damit noch größere Probleme, da Änderungen und Neuerungen immer mit Reizfluten einhergehen.

Unterstützen Sie Ihr Kind beim Selbermachen, Ausprobieren und Austesten. Achten Sie darauf, dass dies auch erfolgsgekrönt ist, um Mut und Selbstwert zu stärken. Wenn Sie merken, dass Ihr Kind nicht in der Lage ist, Konflikte selber zu lösen, dann helfen Sie als starkes Elternteil und treten Sie für Ihr Kind ein. Finden Sie eine Balance zwischen behüten und loslassen. Zeigen Sie aber auch ruhig, einfühlsam, klar und konsequent, dass bestimmte Handlungen auch bestimmte Konsequenzen mit sich bringen. Sie sollten auch darauf achten, dass sich alle Familienmitglieder an vereinbarte Regeln halten. Machen Sie hier keine Unterschiede zwischen Kind und Erwachsenen. Wenn zum Beispiel eine Regel ist, dass vor dem Essen Hände gewaschen werden, dann gilt das für alle. Auch für Mama und Papa.

Tipp: Planen Sie für die Alltagsdinge genug Zeit ein, um nicht zusätzlich Stress aufkommen zu lassen. Alleine Anziehen und waschen braucht erst mal Übung und am Anfang natürlich auch mehr Zeit. Lassen Sie Ihr Kind in Ruhe probieren und üben Sie keinen Druck aus. Mit ausreichend eingeplanter Zeit kommt es auch nicht zum Zeitdruck. Das ist nicht immer einfach, aber bedenken Sie, dass erste selbstständige Erfolge ein wichtiger Entwicklungsschritt sind und Ihrem Kind Mut zu weiteren Schritten geben. Prägen Sie dies mit negativen Gefühlen, wie „du kannst das nicht“ oder „wir haben keine Zeit dafür“ ist das für hochsensible Kinder besonders schwer zu verarbeiten und macht die weiteren Entwicklungsschritte noch viel schwerer.

Eingewöhnung im Kindergarten:

Hochsensible Kinder brauchen in der Regel mehr Zeit, um die neue Umgebung und die neuen Situationen im Kindergarten zu akzeptieren und zu verarbeiten. Geben Sie Ihrem Kind die Zeit, die es braucht und vermitteln Sie Ihrem Kind das Gefühl, dass das vollkommen in Ordnung ist.

Kurz zusammengefasst: Umgang im Kindergartenalter:

- Feste Tagesabläufe geben Ihrem Kind Sicherheit.
- Einen ruhigen und gelassenen Alltag gestalten.
- Den Tag lieber mit wenigen Aktivitäten und mit genug Zeit planen sowie feste Pausenzeiten einbauen.
- Feste Regeln gelten für alle Familienmitglieder.
- Entdeckergeist und Neugierde fördern, unterstützen und mit Erfolgen krönen.
- Bei Konflikten helfen: positiv und stärkend begleiten.
- Wenn möglich Neuerungen und Änderungen in dieser Zeit vermeiden.
- Dem Kind viel Aufmerksamkeit und Achtsamkeit schenken.
- Mit Lob und Anerkennung das Selbstwertgefühl stärken.
- Auf Medienkonsum achten.
- Zu Hause eine liebevolle und harmonische Atmosphäre bieten. Seien Sie sich als Eltern vor dem Kind immer einig in Ihren Handlungen und Erziehungsfragen. Zeigen Sie dem Kind zudem keine negativen Stimmungen zwischen Ihnen und Ihrem Partner.
- Bei mehreren Kindern: Richten Sie für jedes Kind ungestörte Zeit zusammen ein, z. B. zum Spielen oder anderen gemeinsamen Aktivitäten ohne Geschwister.
- Verbringen Sie viel Zeit in der Natur. Das wirkt entspannend und ausgleichend.

Der Drang nach Eigenständigkeit führt sich auch im vierten Lebensjahr fort. Die kleinen Menschen scheinen jetzt Unmengen an Kraft und Energie zu haben. Dabei steht nicht nur im Fokus des Kindes, ob es etwas kann, sondern auch wie gut und wie schnell. Experimente in Sachen Beweglichkeit, Koordinationsfähigkeit, Ausdauer und Kraft stehen jetzt hoch im Kurs. Treppensteigen, Dreirad fahren, Ball spielen, tanzen, das wird gerne ausgiebig geprobt und verbessert. Feinmotorisch zeigen sich ebenfalls erste Änderungen. So wird Ihr Kind beispielsweise wesentlich feiner die Malstifte halten und diese filigraner und mit mehr Geschicklichkeit über das Blatt führen. Erste „Drei-Finger-Greifweisen“ zeigen sich.
Ihr Kind hat nun auch großen Spaß daran, im Alltag mit einbezogen zu werden. Beim Einkaufen selbst eine Sache aus dem Regal nehmen oder selber eine Obstsorte aussuchen dürfen, beim Kochen die Soße rühren, die Tuppersachen aus der Spülmaschine nehmen und in den Schrank räumen, beim Putzen mit dem Staubwedel helfen, die Wäsche aus dem Trockner nehmen … Lassen Sie Ihr Kind, wenn es möchte, so oft es geht mithelfen. Erledigen Sie gemeinsam Aufgaben und loben Sie den Erfolg. Das stärkt die Bindung, das Selbstwertgefühl und das Interesse am Erlernen neuer Dinge.

Anziehen und Ausziehen, waschen und Haare kämmen, alleine essen und trinken klappt mittlerweile auch schon wesentlich besser. Viele Kinder sind im Alter von vier Jahren auch auf dem Weg, alleine zur Toilette gehen zu können. Es lernt immer besser die eigenen Körpersignale wahrzunehmen und richtig zu deuten. Begleiten Sie Ihr Kind liebevoll und unterstützend auf dem Weg zur Windelfreiheit. „Unfälle“ sind vollkommen normal und sollten für Sie und Ihr Kind kein Problem darstellen. Druck ausüben nützt hier oft wenig. Viele Kinder werden von ganz alleine trocken. Die einen brauchen mehr Zeit, die anderen sind da schneller. So wie bei allen anderen Entwicklungsschritten auch. Erinnern Sie Ihr Kind von Zeit zu Zeit auf die Toilette zu gehen. Oftmals sind die Kleinen ins Spielen so vertieft, dass Sie Ihre Körpergefühle gar nicht wahrnehmen.

In Sachen Sprache und Wortschatz ist das vierte Lebensjahr besonders spannend. Ihr Kind baut den Wortschatz stetig weiter aus und beginnt Gedanken zu formulieren, Dinge präziser zu benennen, ganze Sätze zu bilden und Gefühle auszudrücken. Zum Beispiel: „Der große Schäferhund, die gelbe Blume, ich bin müde oder ich möchte nach draußen gehen.“ Stammeln oder stottern während des Sprechens zeigen, dass gerade nach den passenden Worten gesucht wird. Das kennen Sie vielleicht heute noch von sich selbst, dass Sie manchmal schneller sprechen als denken. Neben dem Wortschatz entwickelt sich auch die Aufmerksamkeitsspanne weiter. Ihr Kind lernt nun immer mehr Informationen wahrzunehmen, aufzunehmen und zu verarbeiten. Es beginnt auch „Warum-Fragen zu stellen“, um die Welt um sich herum besser verstehen zu können. Wissbegierig und interessiert wird jetzt alles ergründet. „Warum ist der Regenbogen bunt, warum die Erde rund, das Wasser nass, die Sonne warm…?“ Antworten Sie mit kindgerechten Erklärungen. Wenn Sie grade keine Antwort haben, sagen Sie ruhig, dass Sie die Antwort selbst erst nachschauen müssen. Sie werden bestimmt Fragen gestellt bekommen, über die Sie sich bisher noch nie Gedanken gemacht haben. Geben Sie keine falschen Auskünfte oder lieblose Antworten. Ihr Kind möchte die Welt verstehen lernen. Ein wichtiger Entwicklungsschritt.

Ebenso wird es im Alter ab vier Jahren emotional interessant. Hier durchlebt Ihr Kind jetzt einen großen Entwicklungssprung, denn es ist nun auch in der Lage, die Gefühle und Emotionen anderer Menschen wahrzunehmen. Bisher haben sich die Kleinen darauf konzentriert, ihre eigenen Gefühle und Bedürfnisse kennenzulernen und ordnen zu können. Die Sozialität entsteht. Wenn vorher vermehrt alleine gespielt wurde, folgt nun meist ein Wandel zu vermehrtem Spielen mit anderen Kindern. Unterstützen Sie Ihr Kind, indem Sie auf soziale Regeln achten und diese altersgerecht vermitteln.

Erste Freundschaften entstehen beispielsweise im Kindergarten. Durch die emotionale Entwicklung werden fortan auch Verhaltensweisen anderer Kinder genau studiert, nicht selten auch nachgeahmt. Sie fragen sich dann: „Wo hat mein Kind das denn her?“ In der Gruppe lernt Ihr Kind jetzt aber auch die verschiedenen Typen kennen. Es kann starke Gruppenführer von schwachen Mitgliedern unterscheiden. Es lernt erste Gruppendynamiken kennen und das ist nicht leicht für die Kids. Sie müssen lernen mit Emotionen, Abweisungen, unfairem Verhalten und anderen negativen Aspekten des Gruppenverhaltens umzugehen sowie soziale Regeln zu beachten.

Der Kindergartenbesuch an sich ist mittlerweile Routine geworden. Ihr Kind weiß, dass Sie es immer wieder abholen, hat Vertrauen und Sicherheit gefunden.

Achten Sie in dieser Zeit auch besonders auf Ihr eigenes Verhalten. Sie sind sozusagen das Spiegelbild Ihres Kindes. Die meisten Kids ahmen das Verhalten Ihrer Eltern nach und nehmen sich ein Vorbild an ihnen. Stets ist Ihr Kind im Beobachtungsmodus. Wie verhält sich Mama in dieser Situation? Wie redet Papa mit den Nachbarn? Wie reagieren die Eltern auf fremde Menschen, was machen sie mit ihren Freunden, wie ist der Tonfall, die Stimmung, das Handeln?

Sich nun in die Gefühle anderer hineinversetzen zu können bedeutet enorme Anstrengung für Ihr Kind. Das ist eine ganz schöne

Herausforderung, plötzlich Mitgefühl zu haben. Viel mehr Reize und Wahrnehmungen müssen jetzt mit diesem bewussten Gefühl verarbeitet werden. Das bewirkt aber auch, dass so manche Sachen einleuchtender und einfacher werden. Zum Beispiel: Wenn man versteht, dass der andere traurig ist, wenn er nichts von der Schokolade abbekommt, fällt es auch leichter zu teilen. Auch Geduld und Friedsamkeit haben viel mit Mitgefühl zu tun.

Sprechen Sie jetzt viel mit Ihrem Kind über Gefühle. Das können Sie auch, indem Sie fragen, wie sich jetzt zum Beispiel das Mädchen aus der Geschichte fühlen mag oder wie sich das Lieblingskuscheltier in diesem Moment fühlt. Sie können auch berichten, wie Sie sich selbst gerade fühlen und wie Sie damit umgehen. Was Sie machen, wenn Sie traurig oder wütend sind, aber auch wenn Sie glücklich sind oder sich überfordert / gestresst fühlen. Unterstützen Sie Ihr Kind beim Erkennen von Gefühlen und im Umgang mit ihnen.

Tipps im Umgang mit 4-jährigen hochsensiblen Kindern:

- Fördern Sie die Interessen und Entdeckungslust Ihres Kindes.
  Von Natur aus haben Kinder in diesem Alter einen hohen Bewegungs- und Entdeckungsdrang. Ermutigen Sie Ihr Kind, unterstützen Sie zur Erreichung eins Erfolgserlebnisses und stehen Sie hilfsbereit hinter Ihrem Kind. Lassen Sie aber genug Raum zur freien Entfaltung.

- Stärken Sie freundschaftliche Verhältnisse.
  Freunde finden und Vertrauen schaffen ist für empfindsame Kinder nicht leicht. Unterstützen Sie erste Freundschaften, leisten Sie Hilfestellungen in Konfliktsituationen und ermutigen Sie Ihr Kind sanft zum Spielen mit anderen Kindern. Beschränken Sie sich dabei erst mal auf ein oder zwei andere Kinder und achten Sie auf Überreizungen.

Alternativ oder zusätzlich können tierische Freunde eine starke positive Wirkung entfachen. Viele Kinder bekommen gerade im nonverbalen Umgang und im Beziehungsaufbau mit einem Tier Halt, Sicherheit und Ruhe im Alltag.

- **Stärken Sie die feinmotorische Entwicklung.**
  Vierjährige lernen gerade, Ihre Feinmotorik auszubauen. Viele hochsensible Kinder haben hier besondere Fähigkeiten und Talente. Malen, basteln, bauen … besondere Leistungen und Erfolge geben Ihrem Kind Selbstbewusstsein.

- **Reden Sie viel über Gefühle und Emotionen.**
  Ihr Kind lernt jetzt Mitgefühl für andere Menschen. Reden Sie viel über Gefühle und wie man damit umgehen kann. Zeigen Sie Ihrem Kind, dass es mit Gefühlen nicht alleine ist und dass auch andere Menschen Probleme mit Emotionen haben können.

- **Auszeiten im Alltag einplanen.**
  Die Kindergartenzeit ist jetzt besonders anstrengend. Ihr Kind erlebt bewusst erste Gruppendynamiken und soziale Verhaltensweisen. Räumen Sie Ihrem Kind jetzt viele Ruhezeiten ein, um Erlebnisse und Reize verarbeiten zu können. Das muss nicht nur zu Hause sein. Ein Ausflug in den Wald oder andere Aktivitäten in der Natur sorgen für Entspannung und Entlastung.

- **Lassen Sie Hilfe zu.**
  Ihr Kind möchte Ihnen bei Alltagsaufgaben helfen? Lassen Sie es zu und freuen Sie sich darüber. Danken Sie für die Hilfe, loben Sie die erledigten Aufgaben und stärken Sie das Wir-Gefühl sowie das Vertrauen durch gemeinsame Aktivitäten.

Das Leben eines fünfjährigen Knirpses kann man in der Regel als harmonisch und ausgeglichen beschreiben. Ihr Kind weiß mittlerweile mit Emotionen anderer umzugehen. Freundschaft und herzliches Miteinander liebt Ihr Kind. Mama bei der Arbeit helfen, die Kameraden im Kindergarten unterstützen und mit Offenherzigkeit und freudestrahlend durch die Welt gehen scheint jetzt an der Tagesordnung zu stehen. Das ist die eine Seite im Leben eines fünfjährigen Kindes. Auf der anderen Seite stehen Ernsthaftigkeit und Nachdenklichkeit. Kinder in diesem Alter erwarten von sich eine perfekte Welt. Die sehen sie auch. Allerdings erwarten sie diese Perfektion auch bei anderen. Missstände, die nicht ins Idealbild passen, fallen jetzt besonders auf. Nicht nur bei anderen Kindern, sondern auch bei Erwachsenen. „Ich male mir die Welt, wie sie für mich perfekt ist." Das könnte man unter das Lebensmotto eines Kindes in diesem Alter schreiben. Dieses Alter ist aber auch geprägt von voller Gehorsamkeit. Die Vorgaben eines Erwachsenen werden in der Regel penibel eingehalten und jede Abweichung sofort bemängelt.

Auch das Erinnerungsvermögen wächst. Viele Dinge, die längst in der Vergangenheit liegen, kommen jetzt über das Unterbewusstsein in die bewusste Wahrnehmung und damit ins echte „Erleben". Eine wahre Meisterleistung vom Gehirn. Können Sie sich noch daran erinnern, was Sie vor zwei Wochen montags gemacht haben? Oder gar gegessen haben? Ihr Kind mit fünf Jahren weiß möglicherweise noch, was vor zwei Jahren an einem bestimmten Tag passiert ist. Das Gehirn fängt jetzt an zu puzzeln. Es ist nun in der Lage, die Einzelteile zusammenzusetzen. Und noch mehr: Es kann jetzt vergangene Erlebnisse mit aktuellen Situationen verknüpfen. Zusammenhänge werden begreiflich. Der Wille nach Verstehen und Begreifen entwickelt sich weiter. Das kann auch Gedanken über Liebe, Tod und Zusammenhalt mit sich. Tiefgründige Fragen beschäftigen die Kids. Eine ganz neue Erfahrung für dieses zarte Wesen. Das bringt auch natürliche Schüchternheit und ein zurückhaltendes Verhalten mit sich. Sicherheit und Geborgenheit sind jetzt besonders wichtig für Ihr Kind. Ihr Kind braucht nun Verlässlichkeit und Führung, um diese neuen Eindrücke gut verarbeiten und einordnen zu können.

Ihr Kind wird nun immer selbstständiger und scheint so manches Mal schon sehr erwachsen zu sein. Auch kleine Verhandlungen sind jetzt möglich. Aber Achtung: Auch für Sie bedeutet das vor den Augen des Kindes jetzt nicht nachlässig zu werden. Ihr kleiner Beobachter wird es sofort abmahnen.

Aber Ihr Kind ist jetzt auch empfindsamer. Wenn Sie es nun kritisieren, greifen Sie drastisch in die Gedankenwelt ein. Die Frage nach falsch und richtig ist jetzt ein heikles Thema. Ist Ihr Kind hochsensibel wird es vielleicht von den neuen Gefühlseindrücken übermannt werden, das Nervensystem wird mit der Ladung Emotionen schnell überfordert sein. Manche Kinder zeigen das in besonders ausgeprägtem zurückgezogenem Verhalten mit tiefer in sich gekehrter Stille oder gar mit Neigung zu depressivem Verhalten.

Es hat bereits genug Energie, um den Alltag ohne Mittagsschlaf zu bestreiten. Die motorischen Bewegungsabläufe klappen nun richtig fließend. Bewegung an der Luft macht jetzt viel Spaß. Vielleicht traut sich Ihr Kind auch bereits schon das Radfahren zu. Keine leichte Aufgabe in Sachen Koordination. Ebenfalls wird kräftig an der Feinmotorik gefeilt. Deshalb basteln viele Fünfjährige auch sehr gerne. Bei vielen Kindern zeigt sich nun, ob sie Links- oder Rechtshänder sind. Nun ist es Zeit, das Binden einer Schleife zu lernen. Kurz vor dem sechsten Geburtstag haben viele Kids auch ihren ersten Wackelzahn. Die Milchzähne beginnen auszufallen.

Tipps: Den Alltag mit fünfjährigen Kids harmonisch gestalten:

- Lassen Sie Ihr Kind Aufgaben übernehmen und an diesen wachsen. Stärken Sie das Selbstvertrauen der Kleinen durch kleine Erfolge, loben Sie kräftig, bedanken Sie sich für die bereitwillige Hilfe Ihres Kindes.

- Sorgen Sie für Spaß und Lachen. Ihr Kind nimmt das Leben jetzt ohnehin ernst genug. Gerade hochsensible Kinder bewegen sich konstant in schnell rotierenden Gedankenkarussells. Die jetzt sich natürlich entwickelnde Tiefgründigkeit erleben diese Kinder besonders intensiv. Versuchen Sie so viel Spaß wie möglich in den Alltag zu bringen, um das gereizte Nervensystem Ihres Kindes zu entlasten. Bringen Sie andere Gedanken und Fröhlichkeit in den Tag. Das wird auch Sie positiver stimmen.

- Nehmen Sie sich jetzt besonders viel Zeit. Ihr Kind liebt und braucht nun besonders viel Familienzeit und Geborgenheit. Ruhige Minuten und Stunden ohne Ablenkung und mit jeder Menge Herzwärme tun Ihrem Kind gut.

- Achten Sie darauf, dass Ihr Kind sich in keiner Situation hilflos fühlt. Beobachten Sie still und unterstützen Sie bei Bedarf.

- Beginnen Sie langsam, Ihr Kind auf die Schule vorzubereiten. Sprechen Sie positiv über die Schule, nehmen Sie ihm Angst vor der Veränderung und versuchen Sie Ihrem Kind Vorfreude zu vermitteln. Suchen Sie beispielsweise den Ranzen gemeinsam mit Ihrem Kind aus, gehen Sie schon mehrfach gemeinsam den künftigen Schulweg oder lesen Sie altersgerechte Kinderbücher über den Schulstart.

- Für hochsensible Kinder sind Änderungen und Neuerungen besonders schwer. Wenn Sie jetzt schon langsam anfangen einige Dinge wie den Schulweg zur Routine werden zu lassen, nehmen Sie Ihrem Kind später ein großes Stück emotionaler Zusatzlast ab. Vielleicht können Sie die morgendliche Weckzeit auch schon langsam anpassen. Denken Sie daran, erst eine Sache zur Normalität werden lassen und dann langsam mit der Einführung einer neuen Routine beginnen

Hochsensible Kinder im Grundschul-Alter (6-11)

Wie entwickeln sich Kinder im Alter von 6 bis 11 Jahren? Was sind die besonderen Stufen der Entwicklung in den Altersklassen und welcher Umgang im Alltag ist förderlich? Mit der Einschulung beginnt ein weiterer einschneidender Lebensabschnitt, aber auch die gesamte Grundschulzeit bringt immer wieder Besonderheiten mit sich.

Mein 6-jähriges Kind

Sechsjährige sprühen voller Energie und Bewegungsdrang. Manchmal hat man das Gefühl, dass die vorher eher tiefgründige Phase nun durch jede Menge Bewegung ausgeglichen werden muss.
Ihr Kind ist jetzt schon richtig selbstständig. Schnürsenkel binden ist kein Problem mehr.
Spätestens jetzt zeigt sich auch, ob Ihr Kind Links- oder Rechtshänder ist. Was viele Eltern nicht wissen: Das ist eine genetische Veranlagung. Bereits vor der Geburt wird eine stärkere Seite links oder rechts festgelegt. Während früher noch mit allen Mitteln versucht wurde, Linkshänder umzupolen, ist diese Methode heute längst verpönt. Studien und Forschungen belegen sogar, dass eine Umerziehung den Kindern sogar schaden kann. Fördern Sie also von Anfang an die stärkere Seite Ihres Kindes und fördern Sie es entsprechend.

Viele Kinder in diesem Alter können bereits schon erste Zahlen und Buchstaben schreiben, einige sogar schon ihren Namen. Bis 20 oder weiterzählen ist oftmals kein Problem. Bald steht ja schon der Schulbeginn vor der Tür. Je nachdem, wann Ihr Kind geboren ist, wird dieses mit 6 oder 7 Jahren eingeschult, wenn die Schuleignungsuntersuchung zeigt, dass das Kind schulreif ist.
Auch das Gehirn bereitet sich jetzt bereits auf die Schulzeit vor. Forscher schätzen, dass Ihr Kind jetzt mehr als 2.500 Wörter gespeichert und verankert hat. Die Fähigkeit zum Verständnis und zur Bildung von Grammatik wird nun rasant ausgebaut. Über 10.000 Wörter können bereits verstanden werden, sind aber noch nicht komplett in den eigenen Wortschatz eingeführt worden. Die meisten Kinder können sich bereits eine halbe Stunde konzentrieren und die Aufmerksamkeit auf eine Sache fokussieren.

Hätten Sie gedacht, dass …
Kinder im Alter von 6 Jahren etwa alle 80 Minuten ein neues Wort lernen? Also ungefähr 10 neue Wörter am Tag

Fantasie und Realität können jetzt immer klarer voneinander getrennt werden. Die „Warum-Fragen“ verbinden die Kleinen nun mit Logik. Das Kind fängt an, sich seine Welt selber logisch zu erklären. Ein weiterer wichtiger Schritt zum Größerwerden.

Im Gegensatz dazu spielen Kids im Alter von 6 Jahren gerne Rollenspiele. Verkleiden und in eine andere Welt abtauchen sind in vielen Kinderzimmern in dieser Zeit beliebte Zeitvertreibe.

Umso näher die Einschulung kommt, desto angespannter wird Ihr Kind jetzt wahrscheinlich auch. Die Anstrengungen der gerade rasanten

natürlichen Entwicklung mit der Angst vor großen Änderungen der Schulzeit zeigen sich beispielsweise in Wutausbrüchen und Stimmungsschwankungen. Launisches und gereiztes Verhalten häufen sich in Abwechslung mit Betrübtheit und Traurigkeit.
Dies ist ein Zeichen dafür, unter wie viel Stress Ihr Kind jetzt emotional steht. Für die kleinen Menschen ist es eine enorme Belastung ihre Welt jetzt neu ordnen zu müssen. Diese Entwicklungsphase ist vergleichbar mit der späteren Pubertät. Sozusagen eine frühkindliche Pubertät nach den Trotzphasen, die manche Kinder etwa mit zwei Jahren durchleben, und lange vor der eigentlichen Entwicklung zum Erwachsenen. Wenn hier nun noch Überempfindsamkeit dazu kommt, kann man das etwa mit dem Ausbruch eines lodernden Vulkans vergleichen. In diesem eh schon explosiven Cocktail mischt sich dann auch noch die Angst ein.

Viele Eltern empfinden diese Entwicklung ebenfalls als anstrengend und herausfordernd. Sie haben das Gefühl, das Kind gar nicht mehr richtig zu kennen. Falls Sie sich mit Ihrem Kind gerade genau in dieser Phase befinden, dann ist es besonders jetzt für Sie ein großer Trost und eine große Hilfe, dass Sie wissen, dass es ganz vielen anderen Eltern genauso geht und Sie in den folgenden Tipps Umgangshilfen bekommen.
Ebenfalls wird der Reiz „Ungerechtigkeit" Ihr Kind jetzt sehr häufig treffen. Die Aussage „Das ist ungerecht!", werden Sie möglicherweise sehr, sehr oft hören.

Tipps zum Umgang mit 6-jährigen:

- Lassen Sie Ihr Kind mindestens eine halbe Stunde am Tag draußen spielen und beispielsweise im Sandkasten kreativ werden. Das sorgt nicht nur für mehr Ausgeglichenheit, sondern auch für bessere Laune. Wissenschaftler sagen auch, dass täglich ausreichend frische Luft die Gehirnentwicklung fördern.

- Haben Sie gemeinsam an Spielenachmittagen Spaß. Mit Brettspielen können Sie die Konzentrationsfähigkeit Ihres Kindes auf spielerische Art und Weise fördern. Führen Sie hochsensible Kinder langsam an das Verlieren heran, damit Verlieren nicht als Misserfolg, sondern als normaler Bestandteil des Spielens verankert wird.

- Fernsehen und andere Medien setzen Ihr Kind vielen Reizen aus. Reduzieren Sie diese Überschüttung so weit wie möglich. Eine kurze Fernsehpause reicht vollkommen aus. Eine Geschichte auf dem Sofa lesen oder ein Spaziergang im Park entspannen beispielsweise wesentlich reizärmer.

- Sprechen Sie weiterhin mit Ihrem Kind über Ängste und Empfindungen. Auch wie man damit umgehen kann und wie Sie fühlen. Was Sie machen, wenn Sie wütend oder traurig sind oder auch was Sie machen, wenn Sie Gefühle haben und gar nicht so recht wissen, wo diese herkommen. Zeigen Sie für die aktuelle Entwicklungsphase Verständnis.

- Wutausbrüchen gelassen und entspannt gegenüberstehen. Ihr Kind befindet sich gerade in einer emotional herausfordernden Entwicklungsphase. Da muss Wut und Angst manchmal einfach herausgebrüllt werden. Hören Sie Ihrem Kind zu, was es so wütend macht, zeigen Sie Verständnis und stehen Sie mit ausgestreckter, tröstender Hand Ihrem Kind gegenüber. Maßregelungen oder schimpfen würde ihr Kind noch mehr verunsichern und reizen. Sollte Ihr Kind Regeln und Grenzen überschreiten, so klären Sie das, wenn sich Ihr Kind wieder beruhigt hat. Aber auch dann gelassen und erklärend von Ihrer Seite aus.

Besonderheit Einschulung

Viele Kinder werden heute bereits im Alter von 6 Jahren eingeschult. Ein ganz großer Schritt für die Kleinen. Aber der Schulstart muss keinesfalls mit ganz viel Stress verbunden sein. Sie können diesen gemeinsam mit Ihrem Kind auch möglichst stressfrei bestreiten.

Bereiten Sie Ihr Kind möglichst frühzeitig auf den Schulbeginn vor und sprechen Sie schon lange vorher über Ängste und Sorgen, die Ihr Kind eventuell mit diesem großen Schritt verbindet. Auch können Sie erzählen, wie Ihre eigene Einschulung damals war, wie Ihre alte Klassenlehrerin hieß, was Sie besonders toll an der Grundschule fanden und wovor Sie damals Angst hatten. Nehmen Sie Ihrem Kind so gut es geht die Ängste und bestärken Sie es.

So können Sie den Schulbeginn mit Freude vorbereiten:

- Suchen Sie mit Ihrem Kind gemeinsam die Schultasche aus. Das macht Freude!
- Basteln Sie gemeinsam die Schultüte.
- Gehen Sie mit Ihrem Kind schon Wochen vorher den späteren Schulweg. Machen Sie es mit Gefahrenstellen vertraut. Machen Sie den Weg vor Schulbeginn bereits zur Gewohnheit.
- Spielen Sie mit Ihrem Kind „Schule“. So lernt Ihr Kind schon im Spiel das Schulleben kennen und vieles wird ihm dann später nicht so fremd vorkommen.
- Besuchen Sie mit Ihrem Kind vor dem Schulstart die künftige Grundschule. Viele Schulen haben tolle Spielplätze. Das macht Spaß und bringt ein positives Gefühl zur Schule.
- Packen Sie vor dem ersten Schultag gemeinsam die Schulsachen in den Ranzen.
- Kaufen Sie mit Ihrem Kind einen eigenen Schreibtisch fürs Kinderzimmer.

- Stärken Sie Ihr Kind in den Punkten Meinungsäußerung und Gefühlsmitteilung. Grundschulkinder müssen sich manchmal gegen Klassenkameraden durchsetzen. Durch das Üben des Formulierens von Gefühlen wird es Ihrem Kind später leichter fallen zu berichten, was ihm in der Schule besonders gut oder schlecht gefallen hat und warum.

Unterstützen Sie Ihr Kind im neuen Schulalltag mit einem geregelten Tagesablauf. Nach der Schule erst Mittagessen, dann eine kleine Pause vor den Hausaufgaben und ab 16 Uhr Spielzeit. Das ist ein Beispiel. Wichtig ist, dass dieser Ablauf immer gleich ist. Ihr Kind bekommt so Routine und Sicherheit. Ermutigen Sie Ihr Kind vor den Hausaufgaben zum Lernen. Überfordern Sie aber nicht und machen Sie auf keinen Fall Druck. Behalten Sie immer im Hinterkopf: „Lernen soll Spaß machen!"

Besonderheit: Ein hochsensibles Kind startet ins Schulleben

Hochsensible Kinder brauchen einen möglichst stressfreien und reizarmen Alltag in gewohnter Umgebung. Der Abschied vom gewohnten Kindergarten in die neue Schule fällt ihnen besonders schwer. Während es im Kindergarten immer wieder die Möglichkeit gab, sich zurückziehen zu können und alleine in Ruhe zu spielen, ist das im Schulleben nicht immer möglich. Der Tag ist zwar geregelt, getaktet mit Stundenplan und Pausenzeiten, aber richtige Ruhezeiten sind meistens nicht vorgesehen. Gerade beim Start machen nicht nur der fremde Ablauf, sondern auch die neuen Eindrücke und Reize, die neuen Lehrer, die ungewohnte Umgebung, die anderen Kinder und vieles mehr dem empfindsamen Kind sehr zu schaffen. Das Leistungsprinzip in der Schule nimmt dort auch leider wenig Rücksicht auf emotionale Überforderung.

Die Angstgefühle, die die Kinder jetzt haben können, sind sehr groß. Oftmals weinen hochsensible Kinder in den ersten Schultagen sehr viel. Nicht nur zu Hause, auch im Unterricht können sie die Tränen der Überlastung nicht zurückhalten. Für gemeine MitschülerInnen natürlich ein Grund zum Hänseln. Ein schlechtes und schwerwiegendes Gefühl, das hinzukommt. Viele Erstklässler mit Hochsensibilität sind verängstigt, traurig und machen sich selbst Vorwürfe, dass sie dem Tempo nicht standhalten können. Das führt vermehrt dazu, dass sie dann beginnen, die Schule als schrecklich zu empfinden und auf keinen Fall mehr dorthin gehen wollen. Obwohl auch hochsensible Kinder sehr wohl Schulfreude empfinden und sich auf das Lernen doch eigentlich freuen. Auch Sie wollen stolz darauf sein können, jetzt ein großes Schulkind zu sein. Leider passen die Wünsche dann manchmal nicht mit dem beginnenden Schulalltag zusammen. Da kommen dann alle Reize auf einmal mit brutaler Kraft. Dem kann der kleine Mensch nicht standhalten.

Wichtig: Bereiten Sie hochsensible Kinder umfangreich auf das Schulleben vor. Langsam, vorsichtig, Stück für Stück, aber auch möglichst realitätsnah, damit der Alltag dann beim Schulstart nicht allzu schwer zuschlägt.

Freddi erzählt von seinem ersten Schultag. Er ist hochsensibel.

„Mama und Papa hatten mit mir schon viel über die Schule gesprochen. Wir waren schon vor der Einschulung ein paar Mal auf dem Pausenhof, haben zu Hause Schule gespielt und sind gemeinsam den Schulweg gegangen. Trotzdem war der erste Schultag für mich die Hölle. Bereits im Unterricht musste ich stark mit meinen Tränen kämpfen. Ich konnte mich kaum konzentrieren, weil ich gar nicht wusste, wo ich zuerst hinschauen sollte, wem ich zuerst zuhören soll … außerdem war ja auch noch alles so fremd. Und so laut … Aber das Schlimmste sollte erst noch kommen. Die Pause. Als es klingelte,

stürmten alle Kinder gleichzeitig aus dem Klassenraum. Der Schulflur verwandelte sich im Nu zu einer Horde rennender Kinder. Alle rannten aus Ihren Klassenräumen raus in den Pausenhof ... Menschenansammlungen, lautes Geschrei, raufende Kinder ... Es war furchtbar! Ich trottete langsam und vorsichtig hinterher, denn im Raum durfte ich auch nicht bleiben ..."

Eine Situation, an die man im ersten Moment möglicherweise nicht denkt, aber ein gutes Beispiel für die echte Realität im Schulalltag, auf die ein empfindsames Kind trifft. Leider ist genau hier schon oft der Stempel Außenseiter aufgedrückt, bevor das Kind selbst überhaupt angekommen ist.

Das oben beispielhaft genannte Szenario muss aber nicht eintreffen. Es ist verständlich, dass Sie sich als Eltern von gefühlsstarken Kindern besonders Sorgen und Gedanken um die Einschulung und Schulzeit Ihres Kindes machen. Bleiben Sie trotz allem positiv und fokussieren Sie sich darauf, den Schulbeginn und die Schulzeit gemeinsam mit Ihrem Kind mit Freude und Spaß zu bestreiten. Das ist nicht immer leicht, aber Ihr Kind wird es spüren. Es wird die positive Ausstrahlung und Stimmung spüren und aufnehmen. Sind Sie eine starke, ruhige und helfende Kraft im Hintergrund, geben Sie Ihrem Kind Sicherheit und Zuversicht. Hochsensible Kinder stehen sich oftmals ungewollt selbst im Weg, werden Sie aber auch immer wieder mit Meisterleistungen überraschen. Machen Sie Probleme nicht schon vorher zu Problemen. Es wird bestimmt „brenzliche" Situationen geben, aber malen Sie nicht schon vorher schwarz. Wenn Sie Ihrem Kind langsam und Schritt für Schritt beibringen, wie es in seiner Entwicklung mit der Reizüberflutung umgehen kann, unterstützen Sie es hervorragend auf den Weg in ein eigenständiges Leben. Das wird sicherlich mehr Zeit, Geduld, Nerven und Zuspruch kosten, sich am Ende aber bestimmt auszahlen.

Hochsensible Kinder beim Schulstart unterstützen – Das können Eltern tun:

- Haben Sie selbst eine positive Einstellung gegenüber der Schule und vermitteln Sie diese Ihrem Kind. Machen Sie keine negativen Äußerungen über die Schule, das Lernen, über die Lehrer oder die Mitschüler. Das würde Ihr Kind zusätzlich belasten und verunsichern sowie mit Ängsten und Sorgen belasten.

- Bereiten Sie Ihr Kind nicht nur auf den Schulstart vor, sondern während der gesamten Grundschulzeit auch auf bevorstehende Änderungen, die Sie schon absehen können, wie zum Beispiel einen Lehrerwechsel nach der zweiten Klasse. Nutzen Sie „ruhigere Zeiten", um Ihr Kind schonend auf die Zukunft vorzubereiten. Schockmomente oder plötzlich eintretende Änderungen sind für hochsensible Kinder sehr schwierig.

- Sprechen Sie mit den Lehrern über die Hochsensibilität Ihres Kindes und erläutern Sie die besondere Wahrnehmung. Das hilft den Lehrern, Ihr Kind besser einschätzen zu können. In Gesprächen außerhalb der Elternsprechtage können Sie die Entwicklung besprechen und so gezielt zu Hause auf Probleme in der Schule eingehen. Bitten Sie die Lehrer auch bei auftretenden Problemen, Sie sofort zu informieren, damit Sie schnellstmöglich der negativen Reizentwicklung entgegensteuern können. Das wird Ihnen helfen, den Schulalltag so gut wie möglich zu begleiten.

- Reden Sie zu Hause mit Ihrem Kind viel über die Schule. Finden Sie heraus, wie es Ihrem Kind im Unterricht geht, wie es mit den Mitschülern und Lehrern zurechtkommt, welches Schulfach es besonders mag und welches nicht so gerne. Reden befreit bekanntermaßen die Seele.

- Sorgen Sie für viel Entschleunigung nach der Schule und genügend Schlaf. In der Schule geht es meist laut und turbulent zu. Der Ablauf ist strikt getaktet und lässt keine zusätzlichen Erholungsphasen zu. Dann noch die geistige Anstrengung während des Unterrichts und bei den Hausaufgaben sowie der zusätzliche Leistungsdruck vor anstehenden Klassenarbeiten. Eine Menge Reize, die empfindsame Kinder um ein Vielfaches mehr wahrnehmen und belasten.

Mein 7- bis 8-jähriges Kind

Auch während der ersten Schuljahre entwickelt sich Ihr Kind rasant weiter. Ihr Kind lernt immer komplexer zu denken und macht erste Schritte in Richtung Eigenorganisation. Während in der ersten Klasse das Lesen, Schreiben und Rechnen eventuell noch schwerfiel, fällt es Ihrem Kind in Klasse zwei und drei immer leichter zu lernen und zu verstehen. Einige Kids haben jetzt auch schon einen ausgeprägten Gerechtigkeitssinn und fangen an, lösungsorientiert zu denken. Teamgeist und Teamstärke entwickeln sich in diesem Zusammenhang auch. Des Weiteren steht das räumliche Denken als großer Entwicklungsschritt in diesem Alter an. Perspektiven und Entfernungen können nun wahrgenommen und eingeschätzt werden. Ihrem Kind gelingt es jetzt, sich immer länger auf bestimmte Aufgaben fokussieren und konzentrieren zu können.

Nachdem die Kids bereits im Kindergarten und bei Schulbeginn erste Freundschaften geschlossen, einen Sinn für Gemeinschaftlichkeit entwickelt und den Unterschied zwischen Gerechtigkeit und Ungerechtigkeit kennengelernt haben, steht nun die Persönlichkeitsentwicklung mit der Bildung des Selbstwertgefühls im Vordergrund. Die Kinder fangen an, sich mit anderen Kindern zu vergleichen und sich entsprechend zu beurteilen. Wer hat mehr Freunde, wer kann besser malen, wer kann besser Fußball spielen, wer gewinnt beim Streit immer, wer kann besser helfen…? Ein stetiger Vergleichskampf kann entstehen. Ab der dritten Klasse kommt da dann noch der direkte Leistungsvergleich durch Schulnoten hinzu.

Exkurs: Persönlichkeits- & Selbstwertentwicklung bei hochsensiblen Kindern

Empfindsame Kinder tragen oftmals Unsicherheiten, Angst und ein grundlegend ungutes Gefühl mit sich herum, weil sie spüren, dass sie irgendwie andere Empfindungen, Bedürfnisse und Vorlieben haben als andere Kinder. In der Phase, in der sich die eigene Persönlichkeit erst als zarte Pflanze entwickelt, ist der Aufbau eines gesunden Selbstwertgefühls besonders schwierig. Hier brauchen Kinder in der Regel starke und langfristige Unterstützung von den Eltern. Jede Menge guter Zuspruch, Verständnis, langsames Heranführen am Umgang mit negativen Gedanken und Stress. Das ist keine leichte Aufgabe. Weder für Sie noch für Ihr Kind, aber wichtig, um zu einem eigenständigen Erwachsenenleben im Laufe der Zeit zu gelangen.

Vielleicht reflektieren Sie einmal Ihre eigene Persönlichkeit und Ihr eigenes Selbstwertgefühl. Finden Sie Parallelen zwischen Ihrem Verhalten und dem Ihres Kindes? Tickt Ihr Kind in manchen Sachen genauso wie Sie oder wie Ihr Partner? Nicht wenige Eltern fangen in diesem Moment nicht nur gründlich an, ihr eigenes Selbstwertgefühl einmal genau auf den Prüfstand zu nehmen. Viele nutzen die Chance, gemeinsam mit ihrem Kind zu wachsen, mit dem Ziel eine starke Persönlichkeit zu entwickeln.

In dieser Lebensphase haben Kinder auch wieder ein stärkeres Bedürfnis nach einer helfenden und unterstützenden Bezugsperson, die sie als Vorbild nehmen können. Ihr Kind entwickelt jetzt eigene Werte. Wie funktionieren Zuverlässigkeit, Treue, Ehrlichkeit und Verantwortung?

Wie gehen meine Eltern mit bestimmten Problemen und Herausforderungen um und was raten sie mir? Das sind Fragen, die Ihr Kind jetzt beschäftigen.
Aber auch Freundschaften festigen sich nun. Kompromisse werden eingegangen und Dinge untereinander besprochen. Es geht nicht mehr nur um das reine gemeinsam Spielen. Mehr und mehr treten Gemeinsamkeiten und ein rücksichtsvolles Miteinander in den Vordergrund. Eine weitere Stufe der sozialen Entwicklung wird erreicht.

Manche Jungs zeigen bereits ein vorpubertäres Verhalten. Eltern berichten von energiegeladenen Bündeln, die gerne endlos diskutieren und alles doof finden. Bei hochsensiblen Kindern kann dieses Verhalten besonders ausgeprägt sein, da hier die zusätzlichen Emotionen noch mehr Reize aussenden. Gehen Sie möglichst entspannt damit um und lassen Sie Ihr Kind Argumente für „alles ist doof“ finden. Oft ist diese Phase nur von kurzer Dauer. Viel Raum zum Toben und körperlichen Ausgleichs schafft meist schon eine deutliche Entzerrung angespannter Situationen.

So können Sie Ihr Schulkind im Alltag unterstützen:

- Schenken Sie Ihrem Kind altersgerechte Bücher. So fördern Sie die Lesefähigkeit und bieten gleichzeitig einen ruhigen Ausgleich. Vielleicht etablieren Sie eine Lesepause als Mittagspause auf dem Sofa oder eine Geschichte vor dem Schlafengehen.

- Das Selbstwertgefühl und die Persönlichkeit Ihres Kindes entwickeln sich gerade. Zu diesem Thema gibt es viele tolle Bücher und Hörbücher, die kindgerecht und altersgerecht Ihrem Kind vermitteln, was da gerade passiert und was eine gute Entwicklung ist. Es ist halt doch etwas anderes, wenn andere etwas sagen oder erzählen, als wenn Mama und Papa das machen.

- Bieten Sie Ihrem Kind genug Zeit zum Spielen im Freien und zur Bewegung in der Natur. Das schafft einen körperlichen Ausgleich zum Sitzen und Lernen. Gleichzeitig entspannt die Zeit draußen. Sie kennen das wahrscheinlich auch: „Ich gehe eine Runde ums Karee, um den Kopf freizubekommen." Auch Ihr Kind kann so wunderbar und auf gesunde Weise entspannen und abschalten.

- Ihr Kind sieht Sie als Vorbild. Machen Sie sich das immer wieder bewusst. So wie Sie sich verhalten, wie Sie reagieren und was Sie machen, wird sich das auch Ihr Kind abschauen. Halten auch Sie sich penibel an vereinbarte Familienregeln. Versuchen Sie Ihrem Kind jeden Tag ein gutes Vorbild zu sein, egal ob es ums Aufräumen und die gewissenhafte Erledigung von Aufgaben geht, um Tischmanieren oder Pünktlichkeit. Sie sind in den Augen Ihres Kindes das Maß der Dinge.

- Reden Sie mit Ihrem Kind über Freundschaften. Falls Ihr Kind Freunde gewählt hat, die Ihnen nicht so ganz gefallen, beobachten Sie die Entwicklung aus dem Hintergrund heraus, unterstützen Sie Ihr Kind bei Bedarf, aber machen Sie die Freundschaft nicht schlecht. Lassen Sie Ihr Kind in der Sozialfindung Freiheit. Auch wenn es schwerfällt. In der Regel wenden sich Kinder von „schlechten" Freunden ganz alleine wieder ab.

Das Ende der Grundschulzeit naht: Hochsensible Kinder im Alter von 9-11 Jahren begleiten

Während der gesamten Grundschulzeit entwickelt Ihr Kind seine physischen und psychischen Fähigkeiten stets weiter. Das Verständnis für Zusammenhänge, der Gerechtigkeitssinn und soziale Verständigung sind im kontinuierlichen Entwicklungsprozess. Aber auch abstraktes Denken,

Kreativität und Fantasie wachsen. Bestimmte Interessen und Hobbys zeigen sich. Körperlich und geistig wird Ihr Kind immer reifer und ausdauernder. Ihr Kind wird selbstständiger und möchte immer häufiger eigene Entscheidungen treffen, z.B. was es essen möchte, welche Kleidung es anzieht, mit welchen Freunden es sich verabredet oder welche Aufgabe es als Erstes machen möchte. Alles altersgerechte Entscheidungen, die Ihr Kind nun gut und gerne treffen kann und auch teilweise sollte, um den Schritten zu einem eigenständigen Leben gerecht zu werden.
Optisch werden Sie jetzt feststellen, dass Ihr Kind mehr und mehr das Kindsein verliert. Zum Ende der Grundschulzeit gleichen die Kids keinesfalls mehr einem Kleinkind. Sie sind bereits zu kleinen Teenagern herangewachsen. In der Regel sind nun alle Milchzähne rausgefallen und ein festes Gebiss ist gewachsen. Die Gesichtszüge sind markanter. Ihr Kind nimmt sich jetzt bewusst als Mädchen oder Junge wahr. Die Geschlechterrollen gewinnen an Bedeutung.

Mit 9-11 Jahren festigt Ihr Kind vor allem seine physische Entwicklung und baut soziale Fertigkeiten aus. In Sachen Entwicklung ist dies eine stabile Zeit, die das Kind zur Stabilisierung und zur Weiterentwicklung der Persönlichkeit braucht. Ihr Kind sammelt weiter Gefühlserfahrungen. Hier beginnen sich bereits erste Glaubenssätze zu bilden, die im späteren Leben noch einen großen Einfluss haben werden. Ihr Kind lernt nach und nach Gefühle zu steuern und diese durch Ausdrucksweisen erklären und deuten zu können. Selbstwertgefühl und subjektive Wahrnehmung entwickeln sich mit den Erlebnissen im Schulalltag und den Erfahrungen zu Hause.

Mit dem Lernen und Erfahren baut es auf die gelegten Basiselemente im Kleinkindalter auf. Gleichzeitig folgt mit dem Gewinn an Erfahrungen ein natürlicher Lösungsprozess aus der Familie. Hier ist nicht Ablehnung gemeint, sondern die Entwicklung zur Eigenständigkeit.

Die Denkweise Ihres Kindes ändert sich langsam. Es erfasst Zusammenhänge vermehrt sachbezogen und kann diese dann auch logisch erklären. Damit wachsen das Gedächtnis und das Wissen mit. Aus der kindlichen Fantasiewelt entsteht Stück für Stück ein realistisches Weltbild.

Die vorpubertäre Phase naht. Die Kinder fangen an, sich für das andere Geschlecht zu interessieren. Begleitet wird diese Entwicklung oft mit dem Aufklärungsunterricht in der Grundschule, in dem die Kinder Antworten auf die nun auftretenden Fragen bekommen. Sachlich werden die verschiedenen Geschlechter erklärt und wie ein Kind entsteht.

Eltern fällt es manchmal schwer, wenn Umarmungen oder Küsse nicht mehr gewünscht werden. Ein Abnabelungsprozess, der meist nicht leichtfällt, dem Sie aber nicht im Weg stehen sollten. Respektieren Sie die Gefühle und Wünsche Ihres Kindes.

Kinder mit 9-12 Jahren im Alltag unterstützen – Tipps zum Umgang mit angehenden Teenagern:

- Unterstützen Sie Ihr Kind bei der Entwicklung von Selbstbewusstsein und subjektiver Wahrnehmung, indem Sie die besonderen Fähigkeiten Ihres Kindes fördern, es darin bestärken und Erfolgserlebnisse anerkennen. Loben Sie Ihr Kind!
- Zeigen Sie Ihrem Kind, wie Sie als Eltern eine liebevolle Partnerschaft führen. Ein Kuss oder eine Umarmung im Alltag, netter und fürsorglicher Umgang miteinander sowie Hilfsbereitschaft und Ehrlichkeit. Leben Sie Ihrem Kind vor, was Partnerschaft und Liebe heißt. So kann ihr Kind besser verstehen, was Liebe bedeutet. Machen Sie das Thema Sexualität nicht zu einem Tabu-Thema und beantworten Sie sachlich die Fragen Ihres Kindes.
- Respektieren Sie es, wenn Ihr Kind Privatsphäre einfordert. Klopfen

Sie vor Betreten des Zimmers erst an. Auch wenn Ihr Kind plötzlich nicht mehr möchte, dass Sie gemeinsam im Bad sind, ist das in Ordnung. Ihr Kind wird langsam zu einem Teenager.

- Unterstützen Sie Ihr Kind mit der Übertragung von Verantwortung. Zum Erwachsenwerden gehört es dazu, Verantwortung zu übernehmen. Fangen Sie langsam damit an. Ihr Kind ist zum Beispiel dafür verantwortlich, seine Schulsachen zusammenzupacken. Auch mit kleinen Aufgaben, wie Müll rausbringen, Spülmaschine ausräumen und Zimmer aufräumen, übertragen Sie Ihrem Kind ein Stück mehr Verantwortung. Lassen Sie die Verantwortungsübergabe langsam angehen und überfordern Sie Ihr Kind nicht. Wir denken noch mal an das Thema Veränderungen und Routinen. Letzteres sollten auch im Bereich der Aufgabenverteilung das Ziel sein, um besagte Veränderungen langsam und ruhig zu etablieren.
- Vertrauen Sie Ihrem Kind immer mehr und zeigen Sie ihm, dass Sie wissen, dass Sie sich auf Ihr Kind verlassen können. Alleine mit dem Fahrrad zu Freunden fahren, zum Bäcker gehen oder alleine auf den Spielplatz. Das fällt vielen Eltern gerade zu Anfang besonders schwer. Das gibt Ihrem Kind aber Selbstbewusstsein, Selbstwertgefühl und es lernt Eigenständigkeit. Zudem stärken Sie so das Vertrauensverhältnis und unterstützen Ihr Kind beim beginnenden Loslösungsprozess aus dem Elternhaus. Fangen Sie bei hochsensiblen Kindern erst mit kleinen Vertrauenswegen an, wie zum Beispiel alleine zum direkten Nachbarn und steigern Sie die erst Selbstständigkeit langsam, wenn sich Ihr Kind wirklich sicher fühlt.
- Bauen Sie zu Ihrem Kind ein freundschaftliches Verhältnis auf. Verbote und Schimpfen stoßen bei vielen Kindern auf Granit. Bei hochsensiblen Kindern lösen laute Worte und Druck einen enormen Emotionsschwall aus. Wenn Sie ein freundliches Miteinander mit klaren Regeln führen, erleichtert das Ihrem Kind Grenzen zu akzeptieren. Lassen Sie auch Ihr Kind zu Wort kommen, wenn ihm etwas nicht gefällt und besprechen Sie sachlich die Angelegenheit.

Umgang mit Teenagern – Herausforderung Pubertät und Alltagsschwierigkeiten (12-18)

Mit dem Gang auf die Oberschule ändert sich das Leben nahezu schlagartig. Das einst kleine Grundschulkind wird nun mit riesengroßen Schritten erwachsen. Aber wie begleitet man als Eltern sein hochsensibles Kind mit 13, 14, 15, 16 Jahren, bevor mit 17 eine Ausbildung begonnen oder das Abi gemacht wird und bevor das Kind mit 18 erwachsen ist?

Für Eltern und Kinder bringen Teenager-Alter und Pubertät gleichermaßen große Herausforderungen mit sich. Das Verhalten von pubertierenden Teenagern ist unergründlich. Oftmals wissen sie selbst gar nicht, wie ihnen geschieht. Gefühlschaos und Explosivität überrennen die Kids förmlich. Von himmelhoch jauchzend in einem Moment bis zu Türen knallen, Wutausbruch, totaler Verweigerung und ganz vielen Tränen im nächsten Moment ist alles möglich. Da brauchen Sie als Eltern starke Nerven. Aber auch für Ihr Kind ist das eigene Verhalten meist kaum zu ertragen. In Kombination mit Hochsensibilität kann dies zu einem Pulverfass werden.

Auch wenn es schwerfällt: Nehmen Sie diese Zeit mit Humor und bleiben Sie ruhig. Das, was Sie gerade erleben, machen alle Eltern durch. Eine letzte Hürde vor dem Erwachsensein, eine letzte große Kraftanstrengung, bevor Sie als Eltern sich in Erziehungssachen zurücknehmen können. Nicht mehr lange und Ihr Kind wird selbst erwachsen sein. Vertrauen Sie Ihrem Kind und behalten Sie im Hinterkopf: Eigentlich ist die Erziehung im Teenager-Alter bereits abgeschlossen. Ihr Kind weiß sehr wohl, was Benehmen, Ordnung und gutes Sozialverhalten ist. Diese Basics haben Sie bereits verankert.

Tipps zum Umgang mit Teenagern zwischen 12 und 18 Jahren:

- Behalten Sie eine feste Struktur mit Ritualen und Abläufen im Alltag bei. Das wird hochsensiblen Teenagern zusätzliche Sicherheit geben. Umso eigenständiger das Kind wird, desto mehr werden oftmals feste Tagesabläufe vernachlässigt. Machen Sie diesen Fehler nicht. Die Orientierungen im Alltag geben auch jetzt noch Sicherheit und Struktur. Seit dem Kleinkindalter kennt Ihr Sprössling feste Abläufe und Sie haben mit diesen Ritualen Ihrem hochsensiblen Kind Wege aus Reizüberflutungen beigebracht.

- Prüfen Sie gesetzte Grenzen! Können Sie mit steigendem Alter ein paar Grenzen lockern und Ihrem Kind mehr Freiheiten zusprechen? Machen auch Sie bei Ihren Überlegungen Kompromisse. Sie waren schließlich auch mal Teenager und wollten die Welt erobern, oder? Kommunizieren Sie die Regeln klar und verständlich. Machen Sie klar: An Vereinbarungen muss sich weiterhin jeder halten. Hier ist die Grenze und weiter geht es nicht. Wir haben diese gemeinsam vereinbart und daran wird sich gehalten. Mit strikter Bevormundung erreichen Sie hingegen meist genau das Gegenteil. Geben Sie Stück für Stück die Kontrolle an Ihr Kind ab. Auch hochsensible Heranwachsende wollen auf gar keinen Fall wie Kleinkinder behandelt werden.

- Erlauben Sie Ihrem Kind, eigene Erfahrungen und Fehler zu machen. Auf dem Weg zur vollständigen Eigenständigkeit gehört es dazu, selbst Entscheidungen zu treffen. Hier auch mal Fehler machen zu können ist wichtig. Nur wer Fehler macht, kann aus diesen auch lernen. Je eher, desto besser.

- Akzeptieren Sie, dass Ihr Kind eigene Vorstellungen vom Leben bekommt. Auch wenn diese Vorstellungen nicht Ihren eigenen entsprechen. Lassen Sie Ihrem Kind Raum und Zeit, sich zu entwickeln. Stehen Sie mit einem offenen Ohr und einer helfenden Hand zur Seite, aber versuchen Sie nicht Ihrem Kind Ihre Lebensvorstellungen aufzudrücken. Das wird der rebellische Teenager höchstwahrscheinlich nicht verstehen und dann mit aller Macht das Gegenteil anstreben. Aus Ihrer Sicht einst falsche Ideale erledigen sich mit der Zeit von selbst, wenn Sie sich nicht aufdrängen, sondern neutral zur Seite stehen. Sie können Ihrem Kind mitteilen, dass Sie andere Ansichten haben und erklären warum, aber lassen Sie Ihrem Kind die eigene Entscheidungsfreiheit wie es Ihre Vorstellungen annehmen und umsetzen möchte.

- Teenager machen manchmal Dinge, die sie im Grunde gar nicht machen wollen und sagen verletzende Dinge, die sie eigentlich nicht so meinen. Lernen Sie sich in der Zeit der Pubertät emotional zu distanzieren und legen Sie nicht alles auf die persönliche Goldwaage. Teenager müssen sich von Natur aus gegen die Eltern stellen. Antworten Sie mit Solidarität und Liebe. Das wird Ihr Kind stärken. Hochsensiblen Teenagern machen diese Gefühlsausbrüche selber sehr schwer zu schaffen.

- Geben Sie Ihrem Kind stets eine Orientierung und einen festen Haltepunkt im Leben.

- Auch Sie als Eltern machen Fehler. Das ist menschlich und normal. Stehen Sie dazu und entschuldigen Sie sich bei Ihrem Kind, wenn Sie sich unfair, falsch oder ungerecht verhalten haben. So fühlt sich Ihr Kind mit seinen Gefühlen und Ängsten ernst genommen und nicht nur als Sündenbock.

- Machen Sie Ihrem Kind keine Vorwürfe. Den Druck der Rechtfertigung, den Sie damit auslösen, wird Ihr heranwachsendes Kind mit heftigen Reaktionen erwidern. Schimpfen Sie, schalten Teenager die Ohren auf Durchzug und gehen zur lautstarken Gegenwehr über. Vermitteln Sie Ihren Standpunkt nicht in hitzigen Situationen und formulieren Sie sich einfach, klar und unmissverständlich. Zum Beispiel: *„Ich fühle mich verletzt, indem du das oder jenes getan hast oder du dich so oder so verhältst."* Oder: *„Ich habe mir Sorgen gemacht, dass dir etwas passiert sein könnte. Wir haben Regeln vereinbart und zu spät nach Hause zu kommen war nicht richtig."*
  So kommt die Botschaft höchstwahrscheinlich wesentlich besser an und Sie reizen das empfindliche Nervenkostüm nicht noch zusätzlich.

Hochsensible Jugendliche durch die Pubertät begleiten – eine große Herausforderung oder eigentlich so wie bei allen anderen auch?

Die Pubertät mit den natürlichen körperlichen und hormonellen Entwicklungen ist für hochsensible Teenager eine besonders große Herausforderung. Hinzu kommen jetzt noch jede Menge Reize, die das Erwachsenwerden mit sich bringt. Auf dem Weg zur Selbstständigkeit müssen wichtige Entscheidungen getroffen und große Hürden genommen werden.

In der neunten oder zehnten Klasse sorgt der Schulabschluss für jede Menge Stress. Lernen, Pubertät, die Angst vor dem Scheitern, Entscheidungen in wichtigen Zukunftsfragen treffen, wie zum Beispiel: Welchen Beruf möchte ich erlernen? Oder gehe ich auf eine weiterführende Schule, mache ich mein Abitur oder doch nicht? Dinge, die jetzt eine große Bedeutung haben. Da fährt schon bei weniger emotional starken Menschen das Gedankenkarussell auf Hochtouren. Hinzu kommen dann meist noch erste sexuelle Erfahrungen, die erste große Liebe und die erste partnerschaftliche Trennung.

Eltern von hochsensiblen Jugendlichen machen sich hier im Vorfeld nicht selten sehr große Sorgen um Ihre Kinder und blicken mit Angst auf die Zeit der Pubertät. Das ist verständlich und auch nicht unbegründet, oftmals verläuft diese Phase aber deutlich besser als gedacht. Gerade wenn Eltern schon im frühkindlichen Alter die Empfindsamkeit Ihrer Kinder entdeckt und bis hierhin Ihr Kind bestmögliches unterstützt und gefördert haben. Hochsensible Kinder sind, im Vergleich mit weniger empfindsamen Jugendlichen, den Umgang mit starken Gefühlen gewohnt. Haben bereits Techniken entwickelt, um Herr Ihrer Gefühle werden zu können. Zudem mussten diese Heranwachsenden bis hierher bereits mit vielen Problemen umgehen. Sie sind geübt im lösungsorientierten Denken und Handeln. Ein gesundes Selbstwertgefühl wurde in der Vergangenheit besonders gestärkt und gefördert. Diese Eigenschaften und bisher gemachten Erfahrungen können in der letzten Zeit vor dem Erwachsensein für Hochsensible vorteilhaft sein.

Für Sie als Eltern ist es jetzt wichtig, eine Balance zwischen elterlicher Fürsorge und respektvollem Umgang zu finden. Auf der einen Seite braucht Ihr Kind noch Unterstützung und Ihren Rat, möchte aber auch mit dem Respekt eines Erwachsenen behandelt werden.

Führen Sie Ihr Kind langsam hin zu einer vollen Verantwortung für das eigene Leben. Lassen Sie es Dinge des Lebens selbst erledigen und schrauben Sie Bemutterung und Fürsorge herunter. Ihr Teenager ist durchaus selbst in der Lage, sich sein Essen in der Mikrowelle warm zu machen, sich den Saft aus dem Kühlschrank zu holen oder sich von seinem Taschengeld die gewünschte neue Jeans zu kaufen. Es ist Zeit, dass Sie als Eltern loslassen müssen. Das fällt meistens besonders schwer, wenn Sie Ihr Kind durch die letzten Lebensjahre so intensiv begleitet haben. In diesem Fall fördern Sie Ihr gefühlsstarkes Kind mit entsprechendem Freiraum.

Wenn Sie merken, dass Ihr Kind in Sachen Eigenorganisation noch Schwierigkeiten hat und es ihm noch schwerfällt, eigene Grenzen zu setzen, dann unterstützen Sie Ihr Kind dabei, mit eigenen Stärken und Schwächen alleine umzugehen. Nehmen Sie Ihrem Kind diese wichtige Aufgabe nicht ab, sondern führen Sie es zur Eigenhilfe, auch bei Überreizung und Überforderung. Stellen Sie das Thema Hochsensibilität nicht in den Vordergrund, aber lassen Sie es auch nicht unter den Tisch fallen. Wenn Sie befürchten, dass sich Ihr Kind zu viel zumutet, weisen Sie auf die körperlichen und psychischen Folgen der Überreizung hin, aber lassen Sie Ihr Kind die Freiheit zum eigenen Handeln und entscheiden. Vermitteln Sie Ihrem Kind auch, dass Hochsensibilität nichts mit Schwäche zu tun hat. Gerade junge Männer haben oft Schwierigkeiten, eine Balance zwischen äußerer Männlichkeit und innerer Empfindsamkeit zu finden.

Vertrauen Sie auf die Erziehung, die Sie Ihrem Kind bereits mitgegeben haben. Setzen Sie auf ein ehrliches Miteinander, bei dem sich an Abmachungen und Regeln im Haus gehalten wird. Mit dieser Vertrauensbasis wird Ihr Kind auch bei Überforderungen zu Ihnen kommen, wenn es alleine nicht weiterweiß. Bestreben Sie hingegen ein autoritäres Verhältnis, wird sich Ihr Kind wahrscheinlich verschließen und sich mit der Überforderung alleine fühlen sowie haltlos nach Lösungen suchen. In einem ehrlichen, respektvollen und toleranten Miteinander liegt hier oftmals der Schlüssel zum Erfolg. Genau wie Sie wünscht sich Ihr Kind auch ehrliche Meinungsäußerungen, Toleranz gegenüber anderen Denkweisen und Respekt sowie ein Einhalten der Privatsphäre.

Wenn Ihr Kind große Probleme mit der Hochsensibilität und dem Erwachsenwerden hat, können Sie beispielsweise auch einen Coach um Unterstützung bitten, der Ihrem Kind neue Taktiken aus dem Weg raus aus der Überreizung zeigt. Meist werden die Worte und Tipps anderer mehr gehört als Ratschläge von den eigenen Eltern.

Überfürsorge ist keine Lösung – Eigeninitiative, Selbstvertrauen und Verantwortungsbewusstsein sind die starken Werkzeuge eines hochsensiblen Menschen

Sein Kind in Watte packen, das machen die wenigsten wortwörtlich, aber in der Tat sind viele Eltern besonders ängstlich und überfürsorglich, vor allem wenn die Kinder mit besonderen Herausforderungen ihr Leben bestreiten müssen. Weder einem hochsensiblen Kind noch einem Kind mit Handicap, zum Beispiel weil es im Rollstuhl sitzt, helfen Eltern mit übertriebener Fürsorge, dauerhafter Angst und extremer Vorsicht. Ihr Kind wird irgendwann erwachsen sein und sein Leben alleine bestreiten müssen. Langfristig betrachtet werden Sie die Elternrolle abgeben, Ihr Kind wird vielleicht eine eigene Familie gründen und wird alleine klarkommen müssen. Ist es nicht ein schöner Gedanke, wenn Sie wissen, dass Sie ein starkes Kind großgezogen haben, das selbstbewusst und eigenständig durch das Leben geht. Dass Sie sich darauf verlassen können, dass Ihr Kind in der Lage ist, auf sich selbst aufzupassen. Dass Ihr Kind Sie wertschätzt und gerne bei Fragen, Bedürfnissen oder Problemen auf Sie zukommt und um Hilfe bittet. Ist dieses Gefühl nicht deutlich besser, als wenn Sie jeden Tag Angst um Ihr Kind haben müssen und Sie Bedenken haben, wie es den Alltag ohne Sie meistern soll?

Engen Sie Ihr Kind nicht ein, auch wenn es hochsensibel ist. Erziehen Sie Ihr Kind auf einer vertrauensvollen Basis. Räumen Sie altersgerechte Freiräume ein und lassen Sie Ihr Kind selbst Erfahrungen machen. Wenn Sie Ihr Kind von klein auf bestärken, ihm vertrauen und es langsam Schritt für Schritt bis zur vollkommenen Eigenständigkeit heranführen, werden Sie irgendwann vor Ihrem starken, selbstbewussten und glücklichen erwachsenen Kind stehen.

Freiräume haben, eigene Entdeckungen und Erfahrungen machen, selbst Eigeninitiative ergreifen und Entscheidungen treffen können, das sind Fähigkeiten, die im späteren Erwachsenenleben besondere Bedeutung finden. Das macht starke Menschen aus. Die Grundsteine hierfür legen Sie mit Ihrer Erziehung.
An Selbstbestimmung können wir wachsen, aus Erfahrungen für das Leben lernen. Entscheidungen treffen zu können ist wichtig, um zielorientiert durch das Leben zu gehen. Durch Eigeninitiative kommen wir ins Handeln. Ziele zu erreichen schafft Selbstbewusstsein, Selbstvertrauen und ein positives Selbstwertgefühl. All das kann Ihr Kind aber nicht entwickeln, wenn es keine Erfahrungen und auch Fehler machen kann, wenn Sie Ihrem Kind keine entsprechende Verantwortung übertragen, wenn Sie nicht loslassen und Ihrem Kind keinen Platz für Erfolgserlebnisse lassen.

Sehen Sie es als wichtige Lernziele, dass Ihr Kind Selbstkontrolle beherrscht und Selbstständigkeit erlernt, dass es ein gesundes Selbstwertgefühl besitzt. Die Fähigkeit zum Selbstmanagement, gepaart mit der Fähigkeit zur Problemlösung, geben Stärke und Kraft.

Wenn Sie Ihrem Kind beibringen, wie es mit Emotionen, Impulsen und Reizen umgeht, wird es auch als erwachsener Mensch Überreizungen und Überforderungen gut meistern können. Nehmen Sie Ihrem Kind jedoch alle Herausforderungen und Hürden ab, wird das unkontrollierte Verhalten hervorrufen. Also das Gegenteil von dem, was Sie sich für Ihr Kind wünschen.

Nur wenn Ihr Kind gelernt hat, Verantwortung zu übernehmen, wird es später ein selbstständiges Leben führen können und nach der Überbehütung nicht aus allen Wolken fallen.

Erfolgreich gelöste Probleme geben Sicherheit im Leben. Auch mal gegen die Wand fahren ist ein wichtiger Lernprozess, denn nur so kann Ihr Kind lernen. Selbst gemachte Fehler hingegen lösen Änderungs- und Entwicklungsprozesse aus. Wenn Sie nie selbst Erfahrungen machen konnten, keine eigenen Probleme lösen mussten oder Fehler begehen durften, was passiert dann wohl, wenn es das erste Mal als Erwachsener passiert, wenn die überbeschützende Hand nicht mehr oben und unten alles ab- und auffängt? Ihr Kind muss seine eigenen Stärken und Schwächen erkennen und lernen damit umzugehen, um ein selbstsicheres Erwachsenenleben führen zu können. Bei hochsensiblen Kindern dauert dieser Weg sicherlich länger und muss in kleineren Schritten erfolgen, ist aber enorm wichtig. Hier sind Konstanten besonders wichtig, um die täglichen Reize so gering wie möglich zu halten und Überstimulationen zu vermeiden. Wenn Ihr Kind von klein auf lernt, wie es organisieren kann, wird es das auch als Erwachsener machen können und den Mut haben, neue Planungen selbst aufstellen zu können.

Erleichterung im Alltag:

Mit folgenden Mitteln, Methoden und Grundsätzen gestalten Sie einen ruhigen und strukturierten Alltag für sich und Ihr hochsensibles Kind

Entspannung im Alltag – Das ist wie Balsam für gereizte Nerven

Die Zeit ist schnelllebig geworden. Viele Menschen rennen wie im Hamsterrad durch den Tag. Oft bleibt bei dem Termindruck keine Zeit zum Durchatmen, zum Verschnaufen und, um dem Kopf eine wohltuende Auszeit zu gönnen. Auf Dauer ein Zustand, der weder Ihrem Wohlbefinden, noch Ihrem Körper guttut. Als Erwachsener sind Sie wahrscheinlich mit dem Glaubenssatz „Wer hart arbeitet, schafft auch viel" groß geworden oder Ihre Eltern haben Ihnen bereits das „Keine-Zeit-Spiel" vorgelebt. Zahlreiche Studien belegen, dass dieser permanente Dauerstress Ihnen schadet, zu schweren Krankheiten führen kann, Depressionen oder Burn-out hervorruft. Das gefährliche dabei: Nicht nur Sie selber machen sich Stress und Druck. Ihr Nervensystem wird täglich noch mit Tausenden Reizen zusätzlich überflutet. Informationen prasseln an jeder Ecke auf Sie ein: Der Fernseher, das Radio, die eingehenden WhatsApp-Nachrichten, die Werbung an der Bushaltestelle, die Anweisungen vom Chef, die „Kannst du noch mal eben machen Aufforderungen" und und und. Wissenschaftler sprechen hier von einer wahren Informationsexplosion. Dabei rasen die Reize mit einer Geschwindigkeit von bis zu 360 km/h durch die Nervenbahnen. Bis zu einer Million innere und äußere Reize muss der Körper in einer Sekunde verarbeiten. Das überfordert oft schon gesunde Nervensysteme und löst massiven Stress aus. Hochsensible Menschen können diese Masse an Sinneseindrücken nicht filtern. Das bedeutet, dass alle Reize direkt ins Gehirn weitergeleitet werden.

Die angespannten, gestressten und überforderten Nervensysteme brauchen im Alltag dringend Entspannung. Aber wie, wenn sowieso schon keine Zeit bleibt? Nehmen Sie sich die Zeit, Ihr Körper wird es Ihnen danken. Als Eltern können Sie Ihr Kind zur Entschleunigung und Entspannung anleiten. Auszeiten als Routine in den Tagesablauf einbinden, aber auch mit Bedacht gewählten Aktivitäten das Nervensystem effektiv entlasten. Wellness für das Gemüt im Alltag. Das klingt nicht nur gut, es ist auch machbar. Erfahren Sie, mit welchen Hobbys und Aktivitäten Sie Stresshormone abbauen können. Finden Sie Tipps und Anregungen für entspannte Familienaktivitäten oder wohltuende Freizeitaktivitäten für Ihr Kind.

Stressabbauende und entspannende Sportarten für hochsensible Kids

Sport baut nachweislich Stresshormone ab und steigert das Wohlbefinden. Besonders reizempfindsame Kinder brauchen viel Reizentzerrung, Entspannung und Entlastung im Alltag. Mehrmals am Tag eingebaute Auszeiten und Rückzugsmöglichkeiten helfen, um das überforderte Nervensystem zu beruhigen und den enormen Stresspegel wieder zu senken sowie Platz für neue Konzentration zu schaffen.
Sport ist auch für hochsensible Kinder wichtig. Allerdings sollten die Sportarten mit Bedacht gewählt werden, um auch den gewünschten Effekt zu erzielen und nicht die Ängste und Empfindungen zu stärken. So sind beispielsweise Kampf- oder Ballsportarten weniger für emotionale Kids geeignet. Schnelle Ball- und Laufwechsel, starker Kampfgeist, Ellenbogenmentalität und laute Schlachtrufe sind weniger geeignet.
Empfehlenswert sind sportliche Aktivitäten drei bis viermal in der Woche, um eine optimale Wirkung auf Körper und Geist zu bekommen. Dazu zählen aber auch Aktivitäten in der Natur. Bitte packen Sie Ihren Terminkalender und die Freizeit Ihres Kindes nicht mit vielen Hobbys voll. Kombinieren Sie aus Familienunternehmungen, Aktivitäten im

Verein und entschleunigenden Alltagselementen. Schaffen Sie einen ruhigen und entspannenden Ausgleich und keinen Freizeitstress.

Hochsensible Kinder aktiv in Sportgruppen & im Verein

Hochsensibilität schließt Vereinssport und Gruppensport nicht aus. Viele stressabbauende Sportarten, die es für Erwachsene gibt, werden auch als Kindersport angeboten.

Kinder-Yoga

Bewegen, entspannen, Stresshormone abbauen, Körper und Geist in Einklang bringen. Spezielle Yoga Kurse für Kinder machen den Kleinen nicht nur besonders viel Spaß, sondern fördern auch noch gleichzeitige die motorische Entwicklung und die Körperbeherrschung. Zudem lernen schon die Kleinen, auf Ihre Sinne zu hören, Emotionen zu erkennen und mit diesen umzugehen. Fokussierung und Konzentration spielen bei dieser Sportart ebenfalls eine wichtige Rolle. Bereits ab drei Jahren können die Kinder Kobra, Katze, Hund und Co erlernen. Die fantasievollen Namen der Übungen bringen sie nicht nur zum Lachen, sondern animieren zum kreativen Ausprobieren und Nachahmen.
Hätten Sie gedacht, dass in Indien teilweise Yoga sogar auf dem Lehrplan in Schulen steht? Nicht unbedacht. Selbst viele europäische Studien belegen die positive Wirkung auf Körper und Geist, die die traditionell indische Sportart mitbringt.
Neben Yoga gibt es noch weitere asiatische Bewegungslehren, die Körper und Geist zur Entspannung aufrufen. So zum Beispiel Tai Chi Chuan. Eine asiatische Kampfsportart, die meditative Elemente mit der inneren Kampfkunst vereint. Qigong gehört ebenfalls dazu. Übersetzt bedeutet das Qi = Energie und Gong = Arbeit. Bei dieser Sportart werden chinesische Meditations-, Konzentrations- und Bewegungsformen angewendet,

um Körper und Geist in Einklang zu bringen. Tai Chi fällt zwar untern den Begriff Kampfsport, hat aber nichts mit kämpfen zu tun, da die Bewegungen sehr ruhig und meditativ ausgeführt werden. Es ist ein sinnlicher Sport. Schauen Sie sich das Angebot in Ihrer Umgebung an. Vielerorts gibt es entsprechende Schulen, die auch schon für kleine Kinder diese Lehren anbieten.
Ein guter Weg und ein fundamentales Basiswissen, das Ihr Kind dauerhaft vorteilhaft begleiten wird. Stellen Sie sich einmal vor, Sie hätten bereits in jungen Jahren gelernt, wie Sie Körper und Geist einen oder sich schnell in einen Zustand der Meditation versetzen könnten? Wie würden Sie heute leben und wie würden Sie Ihren Alltag gestalten? Auch wenn Yoga, Meditation, progressive Muskelentspannung und Bewegungslehre für Sie fremdhaft klingen, denken Sie einmal drüber nach und probieren Sie es doch mal selbst aus. Sie werden überrascht sein, wozu Sie, Ihr Körper und Ihr Geist alles in der Lage sind. Sie müssen nur wissen, wie Sie das anwenden und für sich nutzen können.

Schwimmen

Im Wasser verliert der Körper sein Gewicht, aber auch der Geist. Bei der Bewegung im Wasser können Reize aus der Umwelt leichter ausgeblendet werden. Nicht umsonst werden bei vielen Krankheiten und Leiden Therapien im Wasser angeboten, denken Sie beispielsweise an Wassergymnastik, an Bewegungsbäder oder an Wassertherapien mit Tieren. Neben Wettsportvereinen gibt es auch eine Vielzahl an weniger leistungsmessenden Gruppenangeboten für Kinder, wie beispielsweise Schwimmgruppen von der DLRG. Hier steht die Sicherheit und der Spaß im Wasser im Vordergrund und es geht nicht primär darum, Schwimmwettbewerbe zu gewinnen.
Neben der Entschleunigung werden im Wasser auch die Muskeln gestärkt und der Stoffwechsel angeregt. Beim konzentrierten Schwimmen

kann sich Ihr Kind ganz auf die Entspanntheit und Entschleunigung im Wasser konzentrieren. Zudem macht vielen Kindern das Schwimmen viel Spaß. Sie sind gerne Wasserratten und lieben das kühle Nass im Sommer oder das Treiben im wohlig warmen Wasser.
Bei schlechtem Wetter können Sie das Hobby Ihres Kindes auch zur Familienaktivität machen und bei einem Ausflug in die Therme oder ins Spa gemeinsam ruhige Bahnen schwimmen und die Seele baumeln lassen. In den Bädern gibt es zudem in der Regel kaum mediale Reize wie Fernsehen oder Radio. Oftmals herrscht im Bad sogar ein Handyverbot. Genießen Sie die herrliche Auszeit ohne klingeln, bildflackern oder permanente Nebenreize.

Tanzen

„Just dance it out!" Ein Satz, den viele leidenschaftliche Tänzer nicht nur kennen, sondern auch leben. Beim Tanzen kann sich Ihr Kind auf wenige Dinge fokussieren und sich ganz dem Klang der Musik hingeben. Mit der Zeit kann sich Ihr Kind beim Tanzen vollkommen fallen lassen, wenn Bewegungsabläufe ins Blut übergegangen sind.
Neben Tanzgruppen und dem Tanzunterricht kann Ihr Kind dieses Hobby jederzeit bei Bedarf nach Hause holen. Einfach Tanzmusik anstellen, lostanzen und abschalten. Wenn die Musik befreit, kann Ihr Kind entspannen und Stresshormone ganz einfach austanzen.

Bogenschießen

Sich voll und ganz auf ein Ziel fokussieren und die Umgebung vollkommen ausblenden. Beim Konzentrieren den eigenen Atem spüren und eins mit sich und dem Bogen werden. Bogenschießen ist eine ideale Sportart für Kinder, die einen seelischen und stressabbauenden Ausgleich brauchen. Für Mädchen und Jungs gleichermaßen. Neben dem perfekten

Zielen lernt Ihr Kind ganz nebenbei Verantwortung für sich und den Bogen als Waffe zu übernehmen.

Der Sport ist für Kinder ab etwa 10 Jahre geeignet. Weiterhin fördert er das Körpergefühl, die Balance und Koordinationsfähigkeit sowie die Konzentrationsfähigkeit der Kinder. Ihr Kind muss sich, wie in anderen Lebensbereichen später auch, auf ein bestimmtes Ziel fokussieren. Ruhe und Geduld bewahren spielt hier eine entscheidende Rolle. Ein ideales Training auch für den Umgang mit Reizüberflutung im Alltag.

Reiten oder Voltigieren

Im Umgang mit Tieren entspannen viele Kinder fast automatisch. Die Ruhe der Tiere überträgt sich auf die Kinder. Ob beim therapeutischen Reiten, bei dem die Körperwahrnehmung geschult wird oder beim klassischen Reitunterricht. Ihr Kind hat die Möglichkeit, sich voll und ganz auf sich und das Pferd zu konzentrieren. Zudem geben die Tiere eine Menge Liebe mit auf den Weg.

Voltigieren vereint die Entspannung im Umgang mit Tieren mit akrobatischen Elementen. Reitvereine bieten sowohl Voltigier- als auch klassischen Reitunterricht in Einzelstunden oder Gruppenstunden an.
Es gibt aber auch spezielle Angebote, die auf pädagogisches Voltigieren ausgerichtet sind. Hier wird das Vertrauen besonders gestärkt, das Sozialverhalten gefördert und der Umgang mit Ängsten auf eine ganz besondere Art behandelt. Selbstbewusstsein und Sinneswahrnehmung werden geschult. Im Mittelpunkt dieses Hobbys steht die eigene Wahrnehmung und ein vertrauensvolles Zusammensein. Bereits ab vier Jahren können Mädchen und Jungen mit dem Reiten beginnen.

Golf

Wenig Umwelteinflüsse und ganz viel Zeit inmitten der Natur. Golf ist ein entschleunigendes Hobby. Im Golfclub können Kinder die richtigen Schwungtechniken und die Regeln des Spiels erlernen. Eine der wenigen Ballsportarten, die auch für hochsensible Kinder spaßbringend und entspannend/ausgleichend ist.

Stress abbauen mit der ganzen Familie – Das bringt Entspannung in Ihren Alltag

Sie können nicht nur Ihrem Kind entspannte Zeiten in den Alltag einbauen, sondern auch sich selbst und der ganzen Familie. Hand aufs Herz: Jedem tut doch etwas Entspannung, Luftholen und Stressabbau gut, oder? Nehmen Sie sich mit der ganzen Familie eine Auszeit oder gönnen Sie sich gemeinsam mit Ihrem Kind eine Entspannungspause.

Hier ein paar Ideen für aktive Alltagsentspannung

- Naturzeit = Auszeit
  Zeit in der Natur ist wie Balsam für die Seele. Für Kinder und Erwachsene gleichermaßen. Je nach Lust und Laune können Sie die Zeit an der frischen Luft mehr oder weniger anstrengend gestalten. Gemeinsam Joggen gehen, regelmäßig Walken oder ein ausgiebiger Spaziergang sind da nur ein paar Beispiele. Sie können beispielsweise auch einen Aktiv-Tag mit der Familie planen, an dem Sie gemeinsam wandern gehen. Unterwegs können Sie mit Ihren Kindern bei einem netten Picknick im Wald oder am Bach rasten. Geocaching ist eine moderne Schnitzeljagd für Entdecker im Freien. Bei der Suche nach dem Cache kommen Sie bestimmt auch an Orte in der

Nähe, die Sie noch nie besucht haben. Ein Spaziergang im Regen mit Gummistiefeln, Regenschirm und Pfützen hüpfen kann auch eine spaßige und stressabbauende Möglichkeit sein. Fahrrad fahren mit Zwischenstopp an der Eisdiele, ein Ausflug zum nächsten See, Vögel beobachten im Moor oder Drachen steigen lassen auf der großen Wiese. Nehmen Sie sich dafür Zeit. Das ist wunderbar ausgleichend. Die Bewegung an der frischen Luft bringt Ihren Kreislauf in Schwung und lässt Ihre Glückshormone vor Freude tanzen. Die reizarme Natur lässt Ihre Sinne neu erblühen und Ihr Nervensystem entspannen.

- Inline Skaten
  Inline Skaten ist ein super Sport, bei dem Sie den ganzen Körper trainieren und zugleich die frische Luft genießen können. Wenn es nicht regnet oder schneit, steht einer rollenden Auszeit nichts im Weg. Das Skaten fördert zudem das Körperbewusstsein, die Koordinationsfähigkeit und die Konzentration auf entspannter Ebene. Auch für Mamas und Papas eine super Aktivität. Fahren Sie aber alle mit guter Schutzausrüstung.

- Kanu fahren oder Stand-Up-Paddeln
  Wasser und Natur entspannen, das wissen wir bereits. Wie wäre es da mit familienfreundlichem Wassersport? Beim Kanu fahren lassen Sie sich vom Fluss in unberührte Natur treiben. Beim Stand-up-Paddelling bekommen Sie ganz neue Blickwinkel und Perspektiven auf die wunderschöne Landschaft entlang von Fluss und See. Schauen Sie doch mal, was der nächste Kanuklub für Sie bereithält.
  Es gibt Deutschland weit ein ausgeweitetes Streckennetz für Kanutouren und Stand-up-Paddelling Strecken. Lassen Sie sich inspirieren und fahren Sie einfach mal los. Vielleicht wird das ja Ihr nächstes gemeinsames Familienhobby?

Tipp: Eine geführte Kanutour mit Übernachtung im Zelt entschleunigt perfekt und bietet jede Menge „Quality Time“ für die ganze Familie. Einmal zwei oder mehr Tage ohne Fernsehen, Handy und Computer zum „resetten“ des Nervensystems ist ein wunderbares Erlebnis.

Gemeinsam Erholung und Beruhigung erfahren: Meditation und Traumreisen für Eltern und Kinder

Sie können mit Ihrem Kind nicht nur einen aktiven, entspannten Alltag durch ausgleichenden Sport, Hobbys und einen strukturierten Tagesablauf schaffen, sondern sich auch durch Meditation, Traumreisen und andere Entspannungstechniken weitere Momente der Ruhe schaffen.

Wussten Sie, dass der bewusste Verstand eines Menschen nur etwa 5 % aller Informationen, die am Tag auf ihn einströmen, wahrnimmt? Die restlichen 95 % aller Reize werden im für uns schwer zugänglichen Unterbewusstsein verarbeitet. Mit Meditation und gezielter Entspannung haben Sie die Möglichkeit, auf Ihr Unterbewusstsein zuzugreifen. So können Sie gezielt positive und stärkende tief in Ihnen und in Ihrem Kind verankern. Die Arbeit ist ein wichtiger Bestandteil, wenn es um das Herbeiführen von Verhaltensänderungen geht. Hochsensiblen Kindern können Sie im Unterbewusstsein im Umgang mit Ihrer Empfindsamkeit stärken und ihnen zudem Wege der Entspannung und zum Wohlbefinden aufzeigen.

Meditation für Einsteiger: Tipps und Übungen

Das Wort Meditation ist bei vielen Menschen noch mit den Begriffen Esoterik, Buddha, Mönche und einer Sache aus einer anderen Welt verknüpft. Doch längst hat sich diese Form der Entspannung auch in der westlichen Welt etabliert. Das Gute ist: Jeder kann es lernen. Sowohl Erwachsene als auch Kinder. Viele Menschen, die regelmäßig meditieren, sagen, dass ihr Leben seitdem entspannter geworden ist. Sie können dem Alltagsstress ruhiger entgegen gehen, mit Konfliktsituationen gelassener umgehen und fühlen sich glücklicher.

Bevor es um die Techniken und Einstiegsmöglichkeiten in die Meditation geht, sei erst einmal erklärt, was der Begriff genau bedeutet.

Meditation definiert:

„Der Begriff „Meditation" ist eine Ableitung von dem lateinischen Wort „meditatio" und bedeutet übersetzt "das Nachdenken über". Der Begriff Meditation meint eine spirituelle Praxis. Durch Konzentrationsübungen wird eine tiefe Entspannung und eine Veränderung des Bewusstseins erzeugt. Ziel ist das Erreichen einer vollkommenen inneren Stille."

Die Definition klingt für Sie vielleicht erst einmal etwas zu spirituell, gemeint ist aber im Grunde, dass durch die Meditation die Gedanken zur Ruhe kommen können und der Körper in eine Lage versetzt wird, in dem er sich auf den Stressabbau fokussiert. Selbstverständlich müssen Sie und Ihr Kind sich darauf einlassen und offen für diese Form der Entspannung sein, aber wenn Sie erst einmal den Wert für sich entdeckt haben, werden Sie gemeinsam oder alleine diese Ruhezeit bestimmt genießen.

So starten Sie mit Ihrem Kind die Meditation

Schaffen Sie erst einmal eine ruhige Umgebung. Schalten Sie Telefon, Handy und Türklingel ab, Fernseher und Radio aus. Sorgen Sie dafür,

dass Sie in der nächsten Zeit nicht gestört werden. Jetzt ziehen Sie sich bequeme Sachen an und legen Ihren Meditationsort fest.
Am besten wählen Sie mit Ihrem Kind einen festen Ort, an dem Sie von jetzt an immer meditieren wollen. Warum ein fester Ort? Nach einiger Zeit schaltet der Körper schon automatisch auf Entspannung um, wenn Sie an diesen Ort gehen. Sie machen so den Ort zu einem positiven Entspannungs-Trigger.

Nun setzen Sie sich gemeinsam auf ein bequemes Kissen in den Lotussitz oder Schneidersitz (überkreuzte Beine). Die Hände legen Sie entspannt ineinander in Ihren Schoß. Ihre Daumen berühren sich. Setzen Sie sich aufrecht hin, schließen Sie die Augen und spüren Sie den gleichmäßigen Fluss Ihres Atems. Alternativ können Sie sich auch entspannt auf den Rücken legen. Atmen Sie langsam tief ein und tief aus.

Am Anfang bieten geführte Meditationen eine Hilfe in die Entspannungsphase und helfen dabei, negative Gedanken loszulassen sowie sich ganz fallen zu lassen. Im Internet finden Sie eine große Auswahl an geführten Meditationen in Form von Audio-Dateien. Mit dieser kostenlosen Möglichkeit bekommen Sie einen guten Einstieg. Für den Anfang reichen kurzen Meditationssequenzen von fünf Minuten.

Die entspannende Auszeit können Sie täglich in den Tagesablauf einbinden, wenn Sie mögen. Es empfiehlt sich aber mindestens zwei bis dreimal die Woche zu meditieren.

Wie auch bei vielen anderen Dingen macht Übung den Meister und in der Ruhe liegt die Kraft. Sie werden am Anfang wahrscheinlich nicht vollkommen in einen Entspannungszustand kommen, das ist vollkommen normal. Ihr Körper/Geist und der Ihres Kindes müssen ja auch erst einmal abschalten lernen. Das fällt vielen am Anfang schwer. Aber schon bald werden Sie bemerken, dass jede weitere Meditationseinheit Sie ein Stück näher an Ihr Ziel heranbringt. Sie kommen Stück für Stück immer mehr während der Meditation zur Ruhe und lernen aufziehende Gedanken zur Seite zu schieben.

Abwechslung und Ergänzung zu geführten Meditationen bieten spezielle Übungen für Einsteiger. Wenn Sie mögen, können Sie diese in Ihre Meditation einbinden und Ihr Kind anleiten. Hier ein paar leichte Übungen zum Start:

- Übung 1: Atemreise
  Setzen Sie sich in die Meditationshaltung. Schließen Sie die Augen. Konzentrieren Sie sich jetzt voll und ganz auf Ihren Atem. Wo strömt gerade die Luft? Im Mund, durch die Nase strömt die Luft durch den Brustkorb oder ist sie auf dem Weg des Ausatmens? Ist die Luft kühl oder warm?

- Übung 2: Bildreise
  Stellen Sie sich bei geschlossenen Augen vor, wie Sie an einem ganz bestimmten Ort sind. Am Strand, im Wald oder am letzten Urlaubsort. Irgendwo, wo es besonders schön ist, wo Sie total entspannt sind und wo Sie sich einfach nur wohlfühlen. Stellen Sie sich auch positive Reize vor. Duftet es nach frischem Apfelkuchen, hören Sie das Meer rauschen oder die Vögel zwitschern? Vielleicht weht auch ein leichter Wind durch die Baumkronen. Schaffen Sie sich mit Visualisierung einen Ort zum Kraft tanken.

- Übung 3: Positive Gefühle und Dankbarkeit schaffen
  Sagen Sie während der Meditation: „Ich bin ruhig." „Ich bin vollkommen entspannt." „Ich bin dankbar für die entspannte Auszeit." „Ich fühle mich wohl und geborgen." „Ich darf jetzt all meine Gedanken einfach fortziehen lassen."

- Übung 3: Körperreise
  Lenken Sie während der Meditation den Fokus auf bestimmte Körperteile. Wie fühlt sich grade Ihr rechtes Bein an, wie das linke Bein, wie der Rücken, der Oberkörper, wie die Arme und der Kopf? Fokussieren Sie nach und nach alle Körperteile von der Zehenspitze bis zur Haarspitze. Spüren Sie: Wie geht es mir grade? Was ist da? Was kann ich verändern, damit ich mit wohler fühle?

- Übung 3: Die Kraft des Bodens spüren
  Stellen Sie sich vor, wie Sie Wurzeln in den Boden schlagen, wie Sie sich mit der Erde verbinden. Stellen Sie sich vor, dass Sie ganz fest mit dem Boden verbunden sind und wie Sie durch die Erdung Kraft bekommen. Wie Energie vom Boden in Ihren Körper hineinströmt und wie negative Energie in die Erde abgegeben wird.

Meditieren mit hochsensiblen Kindern

Hochsensible Kinder leiden an täglicher Reizüberflutung. Negative Reize lösen hier besonders starke negative Emotionen aus. Mit der Meditation lernen die Kinder, sich auf den aktuellen Moment zu fokussieren und Glücksmomente bewusst wahrzunehmen. Durch die ruhige Umgebung schaffen Sie zudem einen möglichst reizarmen Raum. Sie fördern die Konzentrationsfähigkeit Ihres Kindes und helfen, Angst zu bewältigen sowie Selbstzweifel zu beseitigen. Meditation ist eine sanfte Möglichkeit, um Ihr Kind im Umgang mit der starken Emotionalität.

Sogar zahlreiche Studien belegen die positiven Wirkungen, die erlernte Meditationstechniken auf den Körper haben. Auch das Immunsystem wird hierdurch gestärkt.

Wenn bereits Kleinkinder gezielte Entspannung lernen, werden sie ein

Leben lang davon profitieren. Eine weitere oder ergänzende kindgerechte Entspannungstechnik sind Fantasiereisen.

Wenn Sie möchten, können Sie mit Ihrem Kind am Abend einmal diese Meditation ausprobieren. Vielleicht wird Sie ja zu einem entspannenden Abendritual.

Fantasiereisen – kreativ entspannen

Fantasiereisen bieten eine weitere Möglichkeit zur Entspannung. Im Gegensatz zur Meditation tauchen Sie hier in Traum- und Fantasiewelten ab. Bei der Meditation legen Sie eher den Fokus auf bestimmte Wahrnehmungen und Körperteile, so zum Beispiel auf den Atem oder die Erdung zum Boden. Gerade Kinder können sich besonders leicht in faszinierenden Erlebniswelten vertiefen und Ihre Vorstellungskraft spielen lassen. Durch das vollkommene Abschalten dringen so Informationen ins Unterbewusstsein ein. Sie können so aktiv an Ängsten, Selbstbewusstsein und Selbstwert arbeiten und dabei gleichzeitig entspannen.

Wussten Sie, …

… dass das Gehirn nicht zwischen intensiven Vorstellungen/Visualisierungen und der Wirklichkeit unterscheiden kann? Wenn Sie sich etwas ganz intensiv vorstellen und das immer wieder machen, dann ist das für Ihr Gehirn real. Sie können also positive Erlebnisse, Erfahrungen und Handlungen durch Ihre Vorstellungskraft ins Reale holen. Aber Achtung: Das gilt sowohl für intensive positive als auch für intensiv negative Vorstellungen.

Wie auch bei der Mediation schaffen Sie für eine erfolgreiche Fantasiereise erst einmal eine ruhige, wohlige und störungsfreie Umgebung. Nun kann auch schon die Reise beginnen. Ermutigen Sie Ihr Kind, sich hinzulegen und die Augen zu schließen. Nun lesen Sie mit ruhiger und sanfter Stimme vor.

Es gibt ein großes Angebot an Fantasie- und Traumreisen für Kinder, die Sie kostenlos im Internet bekommen oder als Buch kaufen können.
Bei der Wahl der passenden Traumreise sollten Sie besonders am Anfang auf die Eigenschaften und Interessen Ihres Kindes achten. In den meisten Fantasiereisen geht es um eine Hauptfigur, die Herausforderungen meistert. Wenn sich Ihr Kind in dem Hauptcharakter wiederfinden kann, wird es ihm leichter fallen, sich voll und ganz auf die Geschichte einzulassen.

Durch die Geschichte lernt Ihr Kind unterbewusst, wie es zu mehr Selbstvertrauen kommen kann, wie es seine Gefühle erkennen und deuten kann sowie mit seinen Bedürfnissen gut umgeht. Mit themenspezifischen Traumreisen können Sie auch auf aktuelle Probleme eingehen, die Ihr Kind gerade hat oder auf Themen, die es grade sehr beschäftigt, z.B.: "Wie sage ich „Nein" gegenüber meinen Mitschülern? Wie kann ich meine Angst vor der Klassenarbeit überwinden? Wie gehe ich mit Streit um?" Traumreisen gibt es für jedes Alter. Mit Ihnen können Sie negative Gefühle, die Ihr Kind hat, in positive Gedanken lenken.

Im Anschluss können Sie mit Ihrem Kind über das Erlebte und Gefühlte sprechen. Spricht Ihr Kind nicht gerne offen über diese Dinge, oder Sie möchten Abwechslung in die "Nachbesprechung" bringen, können Sie auch gemeinsam ein Bild malen oder etwas Passendes zur Fantasiereise basteln. Das gibt Ihrem Kind noch mal die Möglichkeit das Erlebte zu verarbeiten.

Wie auch bei der klassischen Meditation sollten Sie Ihr Kind nicht überfordern. Für den Anfang sind kurze Reisen in die Entspannungszeit von etwa fünf Minuten empfehlenswert. Nach und nach können Sie die Länge auf bis zu 15 Minuten steigern.

Fantasiereisen selber durchführen

Im Internet und im Buchhandel haben Sie eine große Auswahl an Büchern und Medien mit den unterschiedlichsten Fantasiereisen. Welche Reisen für Sie und Ihr Kind besonders geeignet sind, lässt sich pauschal nicht beantworten. Das hängt von den Vorlieben und Eigenschaften Ihres Kindes ab. Suchen Sie nach Geschichten, die bestimmte Charakterzüge, Vorlieben oder auch Ängste Ihres Kindes behandeln.
Sie können aber auch eigene Reisen erschaffen. So können Sie die Erfahrungen Ihres Kindes, aktuelle Gedanken und Gefühle oder bestimmte Thematiken individuell mit in die Fantasiereise einfließen lassen. Ihr Kind wird das Erlebte noch besser verarbeiten und findet leichter einen Zugang zu sich selbst. Mit geschickter Lenkung und einer lösungsorientierten Reise unterstützen Sie Ihr Kind so beim Umgang mit neuen oder problematischen Situationen umzugehen.
Gerade hochsensiblen Kindern fällt es besonders schwer, sich in neuen Situationen zurecht zu finden. Wenn Sie wissen, dass bald eine einschneidende Änderung ansteht, wie beispielsweise die Einschulung, ein Lehrerwechsel oder vielleicht privat ein Umzug, dann können Sie mit Fantasiereisen Ihr Kind schon auf diese Neuerungen vorbereiten. Ist der Zeitpunkt der Änderung dann tatsächlich gekommen, wird es Ihrem Kind leichter fallen, sich umzugewöhnen, da durch die Fantasiereisen bereits ein gewisses Maß an Bekanntheit da ist. Sie bieten Ihrem Kind die Möglichkeit mit Entspannung unbekannten Erlebnissen zu begegnen.

Der grundsätzliche Aufbau von Fantasiereisen ist immer gleich. Sie beginnen mit einer Einleitung, die zur Ruhe und Entspannung hinführt und das Bewusstsein aufs hier und jetzt, besonders auf die innere Wahrnehmung lenkt.

Lesen Sie ruhig und mit Pausen die Fantasiereise. Geben Sie Ihrem Kind ausreichend Zeit, sich auf die Geschichte einzulassen und die Vorstellungskraft voll entfalten zu können.
Nach dem Hauptteil endet die Reise mit einem gleitenden Ausstieg aus der Entspannung.
Sie können entweder komplett neue Geschichten für Ihr Kind schreiben, oder bereits bestehende Reisen entsprechend bedarfsgerecht abwandeln.

Hier ein paar Tipps für gelungene, individuelle Fantasiereisen:

- Starten Sie mit kurzen Entspannungsreisen

- Bereiten Sie die Reise gut vor. Wenn Sie die Geschichte noch nicht kennen, lesen Sie diese vorher her ein paar Mal und schauen Sie, ob unbekannte Begriffe, schwierige Wörter oder gar Fachbegriffe enthalten sind. Wenn ja formulieren Sie kindgerecht um.

- Sorgen Sie für eine ruhige Umgebung. Schalten Sie idealerweise Telefon, Klingel und andere Störfaktoren aus.

- Lassen Sie es sich Ihrem Kind gemütlich machen. Gerne auch mit Decke & Co. Eine Wohlfühlatmosphäre erleichtert Entspannung.

- Lesen Sie mit ruhiger und sanfter Stimme.

- Bauen Sie viele Pausen ein, in denen Ihr Kind die Fantasie entfalten kann. Am besten nach jedem Satz.

- Holen Sie Ihr Kind nach der Geschichte langsam aus dem Entspannungszustand zurück. Tiefes Ein- Und Ausatmen sowie langsam beginnende Körperbewegungen, Strecken und Recken sind hier bewährte „Wecker".

- Lassen Sie Ihrem Kind Zeit, um wieder vollkommen wachs zu werden.

- Sprechen Sie im Anschluss über das Erlebte und lassen Sie gemeinsam die Fantasiereise Revue passieren.

Generell kann jeder Fantasiereisen selber durchführen, auch ungeübte finden schnell einen Zugang. Wenn Sie Ihr Können perfektionieren möchten, können Sie spezielle Seminare besuchen, in denen Ihnen Fachwissen zur Durchführung und Begleitung von Meditationen und Entspannungsreisen vermittelt wird. Aber auch ohne Kurs wird es Ihnen schnell gelingen, Ihr Kind erfolgreich durch die Entspannung zu führen.

Meditieren mit Fantasie und Musik

Sie können diese Techniken sowohl einzeln durchführen als auch in Kombination. Eine Mix-Form stellt beispielsweise die Hör-Meditation da. Hierbei können Sie sehr gut den Fokus auf Geräuschwahrnehmung lenken und so die Aufmerksamkeit Ihres Kindes trainieren. Das ist als reine Meditation möglich sowie als Ergänzung zur Traumreise. Als zusätzliches Hilfsmittel benötigen Sie hierzu eine Klangschale.

Die reine Hör-Meditation

Begeben Sie sich an Ihren Meditationsort. Machen Sie es sich gemütlich und schaffen Sie eine wohlige, ungestörte Atmosphäre. Nun setzten Sie sich mit Ihrem Kind auf den Boden und schlagen Sie die Klangschale. Hören Sie dem Ton aufmerksam zu, bis er ganz erklungen ist. Welche Geräusche nehmen Sie jetzt wahr? Ein vorbeifahrendes Auto, ein bellender Hund oder zwitschernde Vögel? Ist es vielleicht ganz still? Wie klingt die Stille? Wiederholen Sie diesen Vorgang mehrfach. Schaffen Sie es, an nichts zu denken und sich gemeinsam voll und ganz auf die Stille zu fokussieren? Wie viel Ruhe ist jetzt in Ihnen, wie still sind Ihre Reize, Emotionen und Wahrnehmungen geworden?

Fantasiereise mit Klangschalen

Sie können auch eine Fantasiereise mit Klangschalen begleiten und so die Effektivität steigern. Schlagen Sie dazu nach jedem Absatz die Klangschale ein- oder zweimal. Die Zahl am Ende des Absatzes zeigt Ihnen, wie oft Sie schlagen können. Alternativ können Sie auch eine hoch klingende und eine tief klingende Klangschale einsetzen. Achten Sie darauf, dass Sie die Fantasiereise erst fortsetzen, wenn der Ton der Klangschale vollkommen erloschen ist.

Entspannung durch Achtsamkeit

Achtsamkeit meint das Bewusstsein auf die Gegenwart zu legen. Es ist ursprünglich eine buddhistische Lehre, die zur Stressreduzierung führt, indem gelehrt wird, wie Dinge bewusst wahrgenommen und Zustände akzeptiert werden. Ziel ist ein ausgeglichenes, bewusstes und glückliches Leben durch Achtsamkeit zu führen.

Mit Achtsamkeit können Sie Ihr Kind unterstützen, Stress und Reizüberflutung abzubauen sowie negative Gefühle und Emotionen umzukehren. Dabei wird die Aufmerksamkeit bewusst auf das gegenwärtige passive

Wahrnehmen, die Weite und das stille Akzeptieren bzw. einfach sein lassen gelegt. Ein achtsames Verhalten ist die Basis für Konzentration. Denn Unaufmerksamkeit und Konzentration spielen gegeneinander. Ursachen können auch hier in der Überreizung und in der Wahrnehmung liegen sowie wie Ihr Kind entsprechend reagiert.

Mit Achtsamkeitsübungen können Sie die Reaktionsgeschwindigkeit beeinflussen und unkontrollierten Handlungen vorbeugen. Das verschafft Ihrem Kind Zeit, um Reize zu kontrollieren. Durch die Reizabgrenzung wird Ihr Kind ruhiger. Das wiederum führt zu einer verbesserten Konfliktbewältigung. Ist man in der Achtsamkeit geübt, können Probleme erst wahrgenommen und eingeordnet werden, bevor ein Verhalten ausgelöst wird.

Der eigene Körper, die eigenen Gefühle, das eigene Bewusstsein sowie die fokussierte Betrachtung von Erscheinungen stehen im Fokus der Achtsamkeit.

Achtsamkeit durchführen & praktische Übungen

Achtsamkeit kann gelernt werden. Wenn Sie regelmäßig mehrmals die Woche üben, werden Sie schnell Erfolge bei sich und Ihrem Kind feststellen. Bereits fünf bis zehn Minuten Aufmerksamkeitstraining sind dabei vollkommen ausreichend. Viele Übungen können Sie auch einfach und spielerisch in den Alltag integrieren.
Wie auch bei anderen Entspannungs- und Meditationstechniken finden viele Achtsamkeitsübungen auch im Lotussitz statt. Auf dem Sofa, auf dem Boden, im Kinderzimmer, auf dem Bett, dem dicken Sitzkissen oder wo auch immer Sie gerade möchten. Einen festen Platz können Sie bei den Achtsamkeitsübungen wählen, müssen Sie aber nicht. Einige Übungen können aber auch im entspannten Liegen oder gar in Bewegung durchgeführt werden.

Lassen Sie sich überraschen, wo überall Achtsamkeit steckt und lernen Sie jetzt erste Übungen kennen. Probieren Sie aus, welche zu Ihnen und Ihrem Kind passen.

Achtsamkeit üben 1: Angst und Nervosität loslassen

Wenn Sie merken, dass Ihr Kind ängstlich oder nervös ist, können Sie mit einer Atemübung für Entspannung sorgen. Setzen Sie sich wieder hin und schließen Sie die Augen. Achten Sie nun auf ihren Atem. Atmen Sie bewusst langsam ein und aus. Spüren Sie, wie sich Ihre Bauchdecke hebt und senkt. Schon bald werden Sie spüren, wie Sie ruhiger und entspannter werden.
Ein kleiner Praxistipp: Wenn Sie Ihr Kind bereits mehrfach zu dieser Übung angeleitet haben und das Kind mit Ihr vertraut ist, können Sie diese Übung auch als Einschlafritual etablieren, indem Sie Ihr Kind im Liegen zur Atemübung animieren.

Achtsamkeit üben 2: Schritt für Schritt durch den Alltag

Beim Spaziergang, auf dem Weg in die Schule oder in die Kita: Legen Sie den Fokus auf jeden einzelnen Schritt. Lenken Sie die Aufmerksamkeit Ihres Kindes auf die Bewegung der Beine. Wann beugt sich das Knie, wann berührt der Fuß den Boden, bewegen sich die Arme beim Gehen mit? Wie viele Schritte hat ein Atemzug? So üben Sie nicht nur Bewusstsein, sondern auch Konzentration.

Achtsamkeit üben 3: Wir bestellen Glück

Legen Sie den Fokus auf das Gute des Tages. Eine tolle Übung, mit der Sie einen positiven Tagesabschluss schaffen können und auf Dauer auch den Tag glücklicher erleben. Fragen Sie sich und Ihr Kind, was heute

Gutes passiert ist, was Sie glücklich oder fröhlich gestimmt hat, worüber Sie lachen mussten und was besonders gut geklappt hat.

Achtsamkeit üben 4: Was hören wir in diesem Moment?

Ob in ruhiger Minute auf dem Sofa oder draußen in der Natur. Schließen Sie die Augen und fragen Sie: Was hören wir gerade? Ein Auto, das vorbeifährt, der Wind, der durch die Bäume weht, ein Vogel, der zwitschert oder ist es ganz still und nur der eigene Atem ist zu hören? Versuchen Sie jedes noch so leise Geräusch auszumachen. Dann öffnen Sie die Augen wieder? Wer hat was gehört? Das ist eine spielerische Übung, die viel Spaß bringt.

Entspannung durch Konzentration: Spiele für den Alltag

Konzentration und Aufmerksamkeit können Sie auf spielerische Art und Weise altersgerecht fördern. Dabei kann Ihr Kind sowohl alleine spielen als auch mit Ihnen zusammen oder mit Freunden. Das Schöne dabei ist, man merkt gar nicht, dass hier gelernt wird. Es gibt Spiele, die bereits für Kleinkinder ab 3 Jahren geeignet sind, als auch Übungen für Kinder bis zur Oberschule. Egal in welchem Alter: Lernen macht Spaß. Lassen Sie diesen Grundsatz immer mitschwingen und überfordern Sie Ihr Kind auch beim spielerischen Lernen nicht. Nachfolgend finden Sie ein paar Ideen, wie Sie Ihr Kind im Alltag mit Spaß fördern können.

Fantastische Konzentration

Kennen Sie das Spiel „Ich packe meinen Koffer“? Dabei packen Sie in der Fantasie und in Gedanken einen Fantasiekoffer. „Ich packe meinen

Koffer und nehme mit…". Jeder Spieler fügt nach und nach ein Teil in den virtuellen Koffer hinzu. Der nächste muss erst alle genannten Dinge wiederholen, bevor er einen neuen Gegenstand in den Koffer legen darf. Das können Sie zu zweit, zu dritt und mit beliebig endlosen Personen spielen. Wissen Sie nach 20 Teilen noch, welcher Gegenstand als Erstes im Koffer lag?

Eine andere Form dieses Konzentrationsspiels ist die Endlosgeschichte. Hierbei erfinden Sie mit Ihrem Kind Ihre ganz eigene Geschichte. Abwechselnd fügen Sie immer ein neues Wort hinzu. Zum Beispiel: Ich … Ich gehe … Ich gehe mit … Ich gehe mit meinem … Ich gehe mit meinem roten ... Ich gehe mit meinem roten Luftballon … usw. Lassen Sie sich überraschen, welche super tollen Geschichten mit Ihrem Kind gemeinsam entstehen.

Stopp

Spielen Sie Auszeit. Das klingt vielleicht erst mal einfach. Ist es aber gar nicht. Legen Sie einen kurzen Zeitraum fest. Wenn Sie „Stopp" sagen, darf sich niemand mehr bewegen. Sie werden sich wundern, wie sehr Sie sich konzentrieren müssen, nichts zu machen. Kein Augenzwinkern, kein Nasekratzen, keine Bewegung ist erlaubt. Derjenige, der sich als Erstes bewegt, hat verloren. Auch dieses Spiel können Sie zu zweit oder mit vielen Personen gleichzeitig spielen.

Weißt du wie viele?

Ein Spiel, das überall funktioniert, wo gesprochen wird. Ziel ist es, möglichst viele genannte Worte zu erfassen und sich zu merken. Wieder legen Sie einen Zeitrahmen fest und ein „Hör-Wort". Zum Beispiel das Wort aber. Jetzt starten Sie die Stoppuhr. Wie oft wird das Wort aber genannt?

Wer weiß es?

Das können Sie beispielsweise beim Radio hören oder beim Vorlesen bzw. Selbstlesen Geschichte spielen. Wenn Sie eine Geschichte vorlesen, haben Sie den Vorteil, dass Sie später genau nachzählen können

Verkehrt herum

Die Konzentration von Grundschülern können Sie auf spielerische Weise fördern, indem Sie Ihr Kind mal das ABC verkehrt herum aufsagen lassen oder von 20 rückwärts zählen. Ältere Kinder können beispielsweise Wörter rückwärts buchstabieren und Sie müssen das Wort richtig herum sagen. Wissen Sie eigentlich, was „noitartenznok" ist? Das ist richtig herum „Konzentration". Gar nicht so einfach und macht viel Spaß. Da kommen viele lustige Wortgebilde bei raus.

Wolkenraten

Entspannt im Gartenstuhl liegen, in den Himmel blicken und was Tolles spielen. Das geht mit Wolkenraten. Trainieren Sie die räumliche Denkfähigkeit Ihres Kindes, indem Sie versuchen, möglichst viele Formen in den vorbeiziehenden Wolken zu erkennen. Für jüngere Kinder können Sie das Spiel auch abwandeln und nach Tieren oder Gegenständen in den Wolkenbildern suchen. Sie möchten das Spiel etwas schwieriger machen? Schließen Sie nach dem Entdecken der Form für 10 Sekunden die Augen und suchen Sie die richtige Wolke wieder.

Balance

Die Balance zu halten, erfordert eine ganze Menge Koordination und Konzentration. Sie können aber nicht nur auf einem Brett balancieren.

Versuchen Sie es mal auf der Bürgersteigkante, auf dem schmalen Ast, im Wald oder auf dem Stein am Wegrand. Suchen Sie sich einfach einen Gegenstand, auf den Sie sich stellen können und halten Sie für ein paar Sekunden die Balance. Je nachdem wie schmal oder wie förmig der Gegenstand ist, auf dem Sie stehen, umso schwieriger ist es. Wer kann es besser? Sie oder Ihr Kind?

Neben den Spielen, die Sie in den Alltag einbinden können, gibt es tolle weitere Hilfsmittel. Malblöcke oder Rätselhefte, Konzentrationsspiele zum Kauf für unterschiedliche Altersgruppen oder für ältere Kinder auch Spiele für den Computer oder Apps fürs Tablet, die das Lernen und die Konzentration fördern. Aber auch schon mit den einfachen Spielen für zwischendurch helfen Sie Ihrem Kind, sich von äußernden Reizen und Einflüssen durch Konzentration abzugrenzen, indem Sie das Bewusstsein auf reizarme Fokussierung lenken.

Loben und belohnen Sie Ihr Kind häufig. Machen Sie ihm Mut und Freude. Schätzen Sie Fortschritte in der Konzentrationsfähigkeit. Das kann mit Worten, liebevollen Umarmungen oder auch mal mit einem Bonbon (im symbolischen Sinn) extra sein. So behalten Sie Freude und Spaß an dem Konzentrationstraining. Hochsensiblen Kindern gibt Lob und Anerkennung zusätzliche Sicherheit und stärkt das Selbstbewusstsein.

Weiter spielerisch entspannen: Allerlei weitere Anregungen

Sie haben Lust auf noch mehr Spiele und Konzentration bekommen? Lassen Sie sich inspirieren, wie Sie einfach mal eben zwischendurch wunderbare und erholsame Momente schaffen können. Manchmal sind es die kleinen Dinge, die ganz viel große Wirkung haben. Probieren Sie doch mal Folgendes aus:

Gemeinsam sind wir stark!

Legen Sie sich mit Ihrem Kind auf den Boden. Drücken Sie die Füße ganz fest aneinander und lassen Sie wieder los. Spüren Sie die Kraft, die Sie gemeinsam haben. Mit der ganzen Familie können Sie sich auch in einen Kreis legen. Ihre Köpfe liegen dabei aneinander. Jetzt heben Sie die Arme und drücken die Hände fest aneinander. Spüren Sie die Kraft, die der Familienkreis bildet.

Blümchen pflanz dich!

Garten und Gartenarbeit entspannt. Arbeite Sie gemeinsam mit Ihrem Kind im Garten. Lassen Sie es eine eigene Blume pflanzen, die bunten Herbstblätter zusammentragen oder das versteckte Unkraut finden. Seien Sie etwas fantasievoll und begleiten Sie die gemeinsame Zeit im Garten mit einer spannenden Aufgabe. Wenn Sie keinen Garten haben, können Sie auch eine Fensterbank im Haus zur Blumenzeit nutzen Säen und pflegen Sie zum Beispiel Küchenkräuter. Mit diesen können Sie dann auch gemeinsam kochen oder leckere Gewürzsalze und Öle selber zubereiten.

Mäuschen streck dich!

Dehnen und strecken bringt herrliche Entspannung und neue Energie. Spielen Sie zwischendurch doch einfach mal Mäuschen streck dich. Einfach schulterbreit hinstellen, beide Arme kräftig nach oben ziehen und abwechselnd den rechten und linken Arm noch weiter zum Himmel strecken. So als wenn Sie Äpfel pflücken würden. So schnell und einfach bauen Sie Stress ab.

Malen

Malen entspannt Groß und Klein. Mittlerweile gibt es spezielle Malbücher und Mandalas für Erwachsene und Kinder, die Entspannung durch Malen fördern. Auch im Internet finden Sie jede Menge kostenlose Vorlagen für Entspannungs-Mandalas. Dazu vielleicht noch ein paar Kekse und etwas Entspannungsmusik. Schon kann es auch an einem Schlecht-Wetter-Tag richtig entspannt werden.

Entspannung & Konzentration für Teenager

Konzentrationsspiele und balancieren sind für Teenager weniger interessant. Aber auch im jungen Erwachsenen-Alter kann Entspannung gefördert werden. Vielleicht hat Ihr Teenager Interesse an speziellen Entspannungs-Malbüchern, regelmäßige Spaziergänge an der frischen Luft oder Freude am Joggen. Wie wäre es mit Entspannungsmusik statt Hip-Hop Musik? Es gibt spezielle musikalische Angebote und Bücher rund um das Thema Entspannung für Jugendliche. Stöbern Sie dazu mal im Internet oder fragen Sie bei der örtlichen Buchhandlung nach.

Weitere Ideen für aktive Teenager-Entspannung:

- Progressive Muskelentspannung
  Die Technik der progressiven Muskelentspannung kann Teenagern auch Entlastung bringen. Hierbei werden bewusst bestimmte Muskelgruppen erst fest angespannt und dann entspannt.

- Mentaltraining
  Bieten Sie Ihrem Kind autogenes Training an, in Form von Büchern, Hörspielen oder Kursen an. Vielerorts werden für Jugendliche auch Entspannungscoachings oder Potenzialcoachings angeboten.

- **Yoga für Teenager**
  Entspannung und Körperkontrolle speziell auf Jugendliche ausgelegt, bietet Teenagern Yoga. Auch hier finden Sie altersgerechte Literatur oder entsprechende Kursangebote.

- **Weiterführende Konzentrationsübungen** können beispielsweise sein, dass Ihr Kind versucht, den Tagesablauf rückwärts zu erzählen. Also abends anfangen und beim Aufstehen enden. Sie können Ihr Kind auch mal auf den Kopf lesen lassen oder Ihr Kind soll erklären, was es da grade macht. Je nach Situation können Sie hier kreativ die ein oder andere Konzentrationsfrage geschickt in den Alltag einbauen. Denn „Wir machen jetzt ein Konzentrationsspiel." Wird Ihren Teenager sehr wahrscheinlich weniger begeistern.

- **Stressless Spiele**
  Puzzeln beispielsweise kann sehr entspannend sein. Sudoku Rätzel lösen ebenfalls. Es gibt auch spezielle Geschicklichkeitsspiele wie „Brain Trainer" die Entspannung und Konzentration von Teenager fördern können. Vielleicht hat Ihr Kind auch große Freude an „alten" ruhigen Konzentrationsspielen, wie klassisches Schach oder Mühle?

Mit Selbstfürsorge zu seinen eigenen Bedürfnissen und denen des Kindes „Ja" sagen

Behalten Sie auch bei Entspannungsübungen, Meditation und einem strukturierten Alltag Ihre Selbstfürsorge und die Ihres Kindes im Blick. Trotz aller liebevoll gemeinten Handlungen sollten die Bedürfnisse Ihres Kindes und Ihre eigenen Bedürfnisse gleichermaßen im Fokus stehen bleiben. Sie können viele Sachen ausprobieren, wenn Sie jedoch merken, dass zum Beispiel Meditation so gar nicht zu Ihren Bedürfnissen passt, dann lassen Sie es sein, auch wenn es ein Ratschlag für ein entspannteres Leben mit hochsensiblen Kindern ist. Behalten Sie stets im Blick, was Ihnen und Ihrem Kind wirklich guttut. Hören Sie in sich hinein und achten Sie auf die Signale, die Ihnen Ihr Körper sendet. Selbstfürsorge fängt schon bei ganz kleinen Dingen an, wie dem Gefühl, Durst zu haben. Schieben Sie dieses Gefühl nicht auf die lange Bank, weil grade noch der Abwasch wartet. Gehen Sie Ihrem Bedürfnis nach und trinken Sie ein großes Glas Wasser. Sie selbst sollten sich wertschätzen. Tag für Tag. Wenn Sie mit sich und Ihren Bedürfnissen im Einklang sind, wird es Ihnen auch leichter fallen, auf die Bedürfnisse Ihres Kindes einzugehen und dieses im Umgang mit seiner eigenen Selbstfürsorge zu stärken. Ganz nebenbei reduzieren Sie so ebenfalls den Stresspegel. Weil Sie eben auf sich hören und das machen, was Sie gerade brauchen. Ihr Körper ruft nach einer kurzen Kaffeepause? Dann nehmen Sie sich die Zeit. Sie haben das Bedürfnis, einen Spaziergang um den Block zu machen? Diese fünf Minuten werden Ihnen unglaublich guttun und Sie mit mehr Energie füllen. Wenn wir einmal ehrlich sind, haben wir diese kurze Zeit immer über. Wir nehmen uns diese Momente der Selbstfürsorge nur nicht. Sie werden merken, dass sich der Alltag viel besser anfühlt, wenn Sie es doch machen. Kümmern Sie sich um Ihre körperlichen Bedürfnisse, um Ihre seelischen Wünsche, um Ihre Intellektualität und Ihre sozialen Kontakte. Alles das ist Selbstfürsorge.

Vergessen Sie als Eltern neben Ihren ganzen Bemühungen nicht sich selbst. Tun Sie das nämlich doch, ist niemanden geholfen und schon gar nicht Ihrem Kind. Bedenken Sie: Mangelnde Selbstfürsorge ist auch eine Ursache für Depressionen, Burn-out und anderen schweren psychischen und physischen Krankheiten.

Sie als Eltern, als Mama und Papa möchten mit der Erziehung Ihrem Kind das Beste mit auf den Weg geben. Neben Ratschlägen und das Lehren von sozialem Verhalten ist aber auch Ihr eigenes Verhalten ein wichtiger Bestandteil. Sie sind Vorbild für Ihr Kind. Ihr Kind nimmt Ihr Verhalten natürlich als Maßstab wahr und wird viele Verhaltensmuster von Ihnen übernehmen. Wenn Mama und Papa das machen, dann ist es gut. Wenn Sie mit Selbstfürsorge als gutes Beispiel vorangehen, wird auch Ihr Kind bemerken, dass es gut und richtig ist, auf sich und seine Bedürfnisse zu achten. Das es wichtig ist, aus belastenden Situationen schnell auszusteigen, Konflikte lösungsorientiert anzugehen und einen inneren sowie äußeren Ausgleich zu finden. Ihr Kind nimmt auf, wie Sie mit sich umgehen und wie Sie mit anderen umgehen, als welchen zwischenmenschlichen Umgang Sie pflegen. Mit Selbstfürsorge erfährt Ihr Kind auch, dass konstante Hochleistung und stetige Reizüberforderung nicht gut sind und auf Dauer auch nicht auszuhalten sind. Es ist keine Niederlage, sich Schwächen und Bedürfnisse einzugestehen, ganz im Gegenteil. Durch das Eingeständnis kann es einem auf Dauer besser gehen.

In der Erziehung übernehmen Sie als Eltern die Rolle als Vorbild. Sie leben Ihrem Kind vor, wie Sie sich und die Welt sehen, wie Ihr Kind diese verstehen kann und welche Verhaltensformen wichtig für ein soziales Leben sind. Dabei leben Sie auch vor, wie Sie mit Belastungen umgehen und welche Anforderungen Sie an sich und Ihre Mitmenschen stellen. Sie zeigen, wie Sie es machen, unversehrt durchs Leben zu gehen und leben dabei eine ganz eigene Identität vor. Sie lehren und leben den Umgang mit Emotionen, dem Umgang mit sich selbst und der Gesundheit.

Hier spielt der Punkt Überforderung und Überreizung eine wichtige Rolle. Wenn Sie Ihr Kind aus der Überreizung herausholen wollen, selber aber voller Reizüberflutung und Hektik leben, wird dies Ihr Kind wahrscheinlich nicht verstehen können. Hier fängt bereits mit Selbstfürsorge die Erziehung von hochsensiblen Kindern an. Unbewusst werden Sie Ihrem Kind dann Signale senden, dass Sie eigentlich selbst gar nicht konform mit dem sind, was Sie Ihrem Kind vermitteln wollen. Indirekt sogar, dass Sie eigentlich tief im Inneren kein Verständnis für die Überreizung, Emotionalität und Verhaltensweise Ihres Kindes haben. Wenn Sie aber selbst auf sich achten, sich vor negativen Einflüssen schützen und akzeptieren, was Sie brauchen und was Ihr Kind braucht, dann legen Sie mit Selbstfürsorge einen wichtigen Grundstein für eine fürsorgliche, verständnisvolle und wirksame Erziehung. So vermitteln Sie, dass Sie selbst wichtig sind, aber auch andere Menschen um Sie herum. Das es wichtig ist zu akzeptieren und anzunehmen. Wenn Sie selbst sagen, dass Sie eine Pause brauchen, dass Sie das Geschrei der Kindergartengruppe als zu laut empfinden und dass Sie das Bedürfnis nach Ruhe haben, wird Ihr Kind merken, das es mit seinen Empfindungen nicht alleine ist. Es wird seine eigenen Bedürfnisse nicht als Niederlage sehen. Hochsensible Kinder sehen sich schnell selbst als anders oder falsch an, weil sie mit Ihren Empfindungen überfordert sind und denken, mit diesem Problem alleine auf der Welt zu sein. Zeigen Sie Ihrem Kind mit Selbstfürsorge, dass auch Sie ein Stück weit die Gefühlswelt mit Ihrem Kind teilen. Dadurch, dass Sie Ihre Gefühle benennen (können) und entsprechend handeln, vermitteln Sie, dass man so Unzufriedenheit und Stress entgegenwirken kann. Sie erziehen so auf nonverbaler Ebene mit gelebter Selbstfürsorge. Sie vermitteln, dass es gewünscht ist, auf sich zu achten und dem Wunsch nach Entspannung, Erholung und einem harmonischen Miteinander nachzugehen. Dass es erlaubt ist, Wünsche und Bedürfnisse zu äußern und diesen auch nachzugehen.

Stress und Niederlagen gehören in gewissen Maßen zum Leben dazu. Wichtig ist, dass man damit umgeht und Lösungen für Besserung findet, indem man mit Achtsamkeit durchs Leben geht. Dabei sind eigene und gesetzte Grenzen wichtig. Regeln sind dazu da, um von allen eingehalten zu werden. So können Sie einen erfolgreichen, gemeinsamen Familienweg gehen. Indem Gefühle und Bedürfnisse beachtet und gewünscht sowie akzeptiert werden, indem klare Strukturen und ein soziales Miteinander nach gemeinsamen Vereinbarungen gelebt werden. So kann jeder glücklich, zufrieden und dankbar sein, wie er ist. Und das auf seine ganz eigene und besondere Art und Weise mit seiner eigenen Individualität und Persönlichkeit. So kann sich jeder in seinem Umkreis und in seiner Haut wohlfühlen.

Hochsensibilität als Chance verstehen

Hochsensibilität ist keine Krankheit. Hochsensibilität ist nicht falsch. Hochsensibilität ist eine Gabe. Die Besonderheiten, die die Empfindsamkeit hervorruft, haben viele Vorteile. Die Schwierigkeiten und Herausforderungen, die die Reizsensibilisierung mit sich bringt, müssen nicht zwangsläufig zum Nachteil sein. Herausforderungen, Hürden und Hindernisse treffen in vielen Lebensbereichen ein. Viele sind aber eine Chance. Eine Chance auf Wachstum, eine Chance zur Persönlichkeitsentwicklung, eine Chance zu einem erfolgreichen, dankbaren und glücklichen Leben. Sehen Sie die Hochsensibilität Ihres Kindes nicht als Schwäche oder als negative Eigenschaft. Begreifen Sie diese besondere Gabe als Chance. Ihr Kind bietet Ihnen die Möglichkeit, ein ganz besonderes und intensives Familienleben zu führen. Die Chance, einen bewussten und stressreduzierten Alltag zu leben. Sie dürfen sich viel mit sich selbst, mit Ihren Gefühlen und mit den Sonnenseiten des Lebens beschäftigen. Ein Tag gleicht nie dem anderen. Dieses bewusste Leben führen wahrscheinlich nur wenige Menschen. Bei vielen ist es doch eher so, dass sie durch den vollgepackten Terminkalender hetzen, mit sich unzufrieden sind und keinen Blick für die schönen Momente haben. Sie fühlen sich ausgebrannt, gestresst und mit den vielen Aufgaben überfordert.

Durch die neurologische Besonderheit im Gehirn können hochsensible Menschen besonders viele Reize wahrnehmen. Das gilt aber nicht nur für die negativen, Stress ausführenden und belastenden Eindrücke. Sie nehmen auch besonders viel Positives auf. Somit leben hochsensible Kinder und Erwachsene viel intensiver. Wenn Sie den Umgang mit den einströmenden Triggern gelernt haben und eine Überforderung rechtzeitig erkennen können, bedeutet das ein sehr bewusstes Lebensgefühl. Dieses Gefühl dürfen Sie gemeinsam mit Ihrem Kind teilen. Achtsamkeit, Wertschätzung und Wahrnehmung haben in Ihrem Leben wahrscheinlich einen besonderen Stellenwert gefunden oder werden ihn bekommen. In dieser schnelllebigen Zeit ein ganz besonderes Geschenk.

„Wo ist denn nur die Zeit geblieben. Die Woche ist schon wieder an mit vorbeigeflogen. Die Menschen sind einfach nur schlecht. Ich habe keine Zeit für so unbedeutenden Kram." Alles Sätze, die täglich von Menschen gesprochen werden, aber eigentlich traurig sind. Mit hochsensiblen Kindern und im Umgang mit hochsensiblen Menschen bestimmen diese Sätze nicht das Leben. Hier geht es um Empathie, Einfühlsamkeit, Bewusstsein für sich, für die positiven Dinge im Leben und für einen achtsamen Umgang mit sich und seinen Mitmenschen.

Das Leben von hochsensiblen Kindern ist meist durch Zurückhaltung, Vorsicht und Beobachtung geprägt. Aber ist ein genaues Abwägen der Vor- und Nachteile, eine genaue Beobachtung der Situation, ein bewusstes Wahrnehmen des Verhaltens der anderen denn nachteilig? Ist es nicht auch ein Vorteil, nicht risikofreudig und blind durch die Welt zu laufen? Durch bedachte Entscheidungen eher die bessere Lösung zu finden und damit wahrscheinlich richtiger zu liegen. Ist es nicht gut, sich die Menschen genau anzuschauen, auf die man sich einlässt und denen man vertraut? Viele Eltern predigen Ihren Kindern mehr Vorsicht und Achtsamkeit walten zu lassen. Hochsensible Kinder besitzen diese Fähigkeit bereits.

Viele Erwachsene wünschen sich mehr Verständnis, Fürsorge und Rücksichtnahme von den Mitmenschen. Diese wunderbaren Gaben, die sich viele wünschen, besitzen Hochsensible bereits. Es wird geschätzt, dass Sie auf die Bedürfnisse anderer eingehen können, dass sie keine Ego-Menschen und Mir-ist-alles-egal-Typen sind. Die Vorsicht und die Fähigkeit zur analytischen Abwägung sind gefragte Stärken, die gerne von Menschen in Anspruch genommen werden, die chaotisch und nicht strukturiert denken. Sie sind dankbar für jemanden, den Sie um verständnisvollen, ehrlichen und wertvollen Rat fragen können.

Diese Charakterzüge tragen hochsensibel Menschen bereits in Ihren Genen. Eine echte Chance für ein wunderbar ausgewähltes, soziales Leben. Haben Sie den Umgang mit Reizen erst einmal gelernt, kann aus einer Reizüberforderung und den damit empfundenen Makel eine Begabung hervorgehen. Vergleichen Sie es mit der kleinen zarten Blume, die langsam zu wachsen beginnt, bis sie ihre volle Blütenpracht entfaltet.

Durch die ausgeprägte Wahrnehmung entwickeln empfindsame Menschen im Vorfeld Pläne. Sie handeln vorausschauend und zielorientiert mit genauer Abwägung aller Vor- und Nachteile. Zudem sind die meistens sehr ordentlich und strukturiert. Sie agieren mit Blick auf die längere Zukunft und haben alle eventuellen Konsequenzen im Blick. Sie sind aber auch sehr kreativ. Mit Kreativität kann man viele tolle Dinge schaffen, sowohl künstlerisch und gestalterisch als auch in anderen Lebensbereichen. So haben kreative Menschen oftmals mehrere Lösungswege parat und stets einen Plan B in der Tasche.

Hochsensible Menschen leben im Einklang mit positiven und negativen Gefühlen. Ein Lebensstil, über den Sie dankbar sein können und den Sie als Schatz betrachten sollten. Damit haben Sie vielen Menschen einiges voraus: ein bewusstes und ausgeglichenes Leben im Einklang mit sich selbst und mit dem Bewusstsein für andere Menschen, andere Dinge und der intensiven Empfindung der schönen Seiten des Lebens, gepaart mit der Gabe der geschärften Wahrnehmung. Dadurch können Sie viel mehr

Informationen empfangen und bemerken Details, die anderen einfach entgehen. Sie sind gute Zuhörer und fürsorgliche Mitmenschen, auch wenn sie zurückhaltend und schüchtern wirken und nicht die offenen und geselligen Erzähler sind. Aber das muss ja auch nicht jeder sein. Es ist gut und wichtig, dass es auch andere Charaktere gibt. Davon lebt unser Miteinander.

Hochsensibilität ist eine Gabe und eine Chance, denn:

- Sie bringt einen bewussten Lebensstil mit sich.
- Sie lässt Dinge wahrnehmen, die anderen einfach entgehen.
- Sie rückt Achtsamkeit, Wertschätzung und Wahrnehmung in den Fokus.
- Sie bringt Empathie und Einfühlsamkeit mit.
- Sie lässt vorsichtig und vorausschauend handeln.
- Sie erzeugt analytisches und weitreichendes Denken.
- Sie lässt die Kreativität wachsen.
- Sie liebt Ordentlichkeit und Strukturiertheit.
- Sie ermöglicht eine dankbare Lebensweise im Einklang mit positiven und negativen Emotionen.
- Sie ermöglicht ein Leben mit geschärfter Wahrnehmung.

BONUS: Entspannt durch den Alltag mit sinnvoller Planung

Unter folgenden QR-Codes, können Sie sich einen Tages- und einen Familienplaner herunterladen, den Sie gemeinsam besprechen, ausfüllen und befolgen können:

Familienplaner

Tagesplaner

Der magische Familien-Tagesplan

Name				
Arbeit/Schularbeit/ Beschäftigung				
Kochen				
Freizeit				

Mein Tagesplaner

Aufgaben

Datum

Mo Di Mi Do Fr Sa So

Notizen

Sport/Bewegung

Trinken

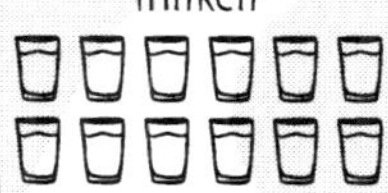

Das war heute toll:

Stimmung:

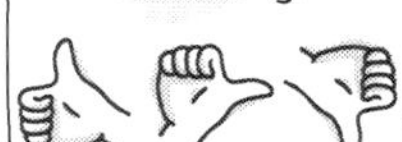

Hinweis

Die in diesem Buch enthaltenen Informationen und Ratschläge dienen der allgemeinen Orientierung über die Themen Hochsensibilität, Erziehung (hochsensibler Kinder) und geistige/körperliche Gesundheit. Sie sollen unter keinen Umständen medizinische und pflegerische Beratung durch einen Fachmann ersetzen und dienen ausschließlich zu Informationszwecken.

Der Text ersetzt keinesfalls eine medizinische Beratung durch einen Arzt oder eine/n Psychologin/en und er darf nicht als Basis zur eigenständigen Diagnose und Beginn, Änderung und Beendigung einer Behandlung verwendet werden. Bei gesundheitlichen Fragen, Beschwerden oder Problemen konsultieren Sie immer einen entsprechenden Fachmann!

Wissenschaftliche Erkenntnisse verändern sich ständig, daher kann eine 100%-ige Aktualität der vermittelten Informationen nicht gewährleistet werden.

Das Buch, inklusive aller Inhalte, gewährt daher keine Garantie oder Gewähr für Aktualität, Korrektheit, Vollständigkeit und Qualität der bereitgestellten Informationen. Druckfehler und Fehlinformationen können nicht vollständig ausgeschlossen werden.

Die Autorin lehnt innerhalb des gesetzlichen Rahmens jegliche Haftungsansprüche ab, die sich direkt oder indirekt aus der Anwendung oder Falschanwendung der in diesem Buch gegebenen Informationen ergeben.

Impressum

Deutsche Erstausgabe 2021

Irina Böhmen wird vertreten durch:

Jona-Meo Fiedler
Wiener Straße 69
10999 Berlin

Covergestaltung und Satz: Wolkenart – Marie-Katharina Becker,
www.wolkenart.com

Bei Fragen, Kritik oder Anregungen wenden Sie sich
gerne an folgende E-Mail-Adresse:
hochsensible-kinder@buch-projekt.com

Printed in Poland
by Amazon Fulfillment
Poland Sp. z o.o., Wrocław

11152554R00075